KB273957

굿바이 요통

허리의 통증이 낫는다! **만성통증이 풀린다!**

굿바이 요통

감수 │ 후쿠다 치아키
옮긴이 │ 오경화

요통도 인생의 동반자

감수자의 말씀

요통은 감기 다음으로 사람들이 많이 걸리는 질병이라고 합니다. 대개 10명 중 8명이 평생 동안 한 번은 격심한 요통을 경험합니다. 실제로, 진찰실에서도 이루 헤아릴 수 없을 만큼 많은 환자들을 진찰했답니다.

거기서 저는 '요통이란 정말 주위 사람들에게 오해를 사기 쉬운 병이겠구나'라는 사실을 깨달았습니다. 발목의 염좌나 무릎관절염은 겉으로 퉁퉁 부으므로 다른 사람도 알아보기 쉽지만 요통은 걸음걸이가 다소 어색할 뿐, 뚜렷하게 통증을 증명하기가 어렵기 때문입니다. 그래서 '회사 출장은 요통 때문에 면제받아 놓고 여름휴가 여행은 갈 수 있나 보지?'라며 직장에서 농땡이 대장이라는 소문이 퍼지기 십상이죠.

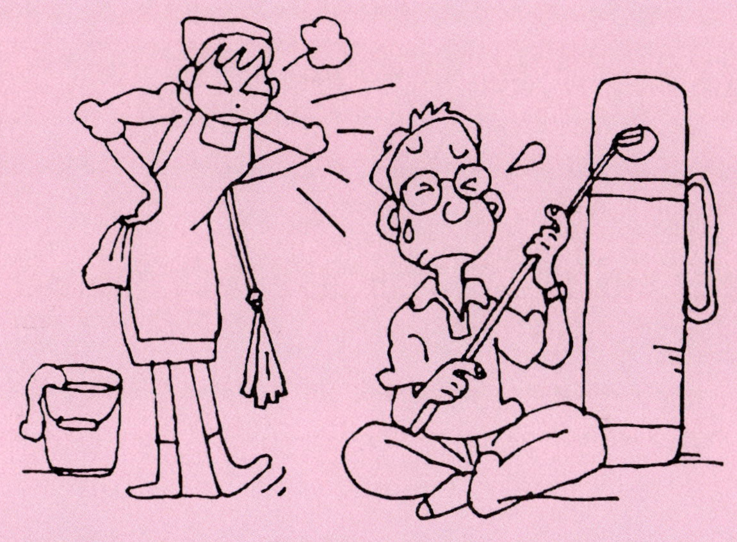

　"여보! 연말 대청소는 못 하겠다면서 골프는 괜찮다는 건 무슨 조화야?"
라며 부부싸움이 일어난 환자를 여러 명이나 알고 있습니다. 요통 때문에
인간관계나 직장 내 입지에 큰 지장이 초래되는 경우도 있습니다.

　이런 오해는 요통에 있어 증상이 좋을 때와 나쁠 때, 즉 아플 때와 그렇지
않을 때의 편차가 현저하다는 점과 관련이 있습니다. 봄에 출장을 갈 때는
통증이 심해서 앉아있기도 힘들었는데 여름에는 통증이 완화되어 여행을
갈 수 있는 경우도 있지요. 연말 대청소 날에는 회사 일이 바쁘고 과로도 더
해져 요통이 최악의 상태였는데, 봄맞이 회합 때는 골프채를 휘두를 수 있
을 만큼 회복되었다는 경우도 있습니다. 더 극단적인 사례를 보면, 요통 때
문에 토너먼트를 기권했던 프로 골퍼가 그 다음 주에 우승하는 경우도 있
었죠.

하지만 이것이 꼭 타인에게 오해를 사기 쉬운 불편함만 주는 것은 아닙니다. '좋을 때도 있다', '아프지 않은 날도 있다'라는 것은 병이란 차원에서 보면 긍정적으로 생각할 수 있는 점입니다. 어떤 계기로 조금이라도 호전되는 때가 있다면… 그 일수를 하루 이틀 늘려가면 됩니다. 통증이 가벼운 시간을 연장시키면 되는 거죠. 그래서 인생을 보다 즐겁고 충실하게 보내는 겁니다.

통증에서 해방되고 싶고 조금이라도 편해지고 싶은 마음은 요통에 시달리는 사람들의 공통적인 바람입니다. 운동으로 나아지는 사람도 있고, 경혈 자극이 효과적인 사람도 있습니다. 일하는 자세나 생활방식을 조금만 주의해도 어느 새 요통이 사라지는 사람도 있습니다. 그런 요통에 시달리는 여러분에게 도움이 될 만한 정보를 이 책에 빼곡하게 담아보았습니다.

통증에 대한 대처법을 시험하다 보면 점점 자신의 몸에 관심을 갖게 됩니다. 그리고 조금씩 자신의 몸과 마음을 더욱 사랑할 수 있게 될 것입니다. 정신없이 바쁘고, 때로는 허무한 현대사회… 자신의 심신을 돌아볼 기회는 갈수록 부족해지고 있습니다. 하지만 요통이 생겨나면서 자신의 심신을 소중히 아껴야겠다는 사실을 깨닫고 보다 건강한 일상을 맞이하는 사람도 있답니다. 새로운 삶을 사는 행복을 실감할 수 있다면 요통도 인생의 멋진 동반자. 자, 이 책의 책장을 펼친 오늘부터 허리를 위해 무언가 하나라도 실행해 보세요!

후쿠다 치아키

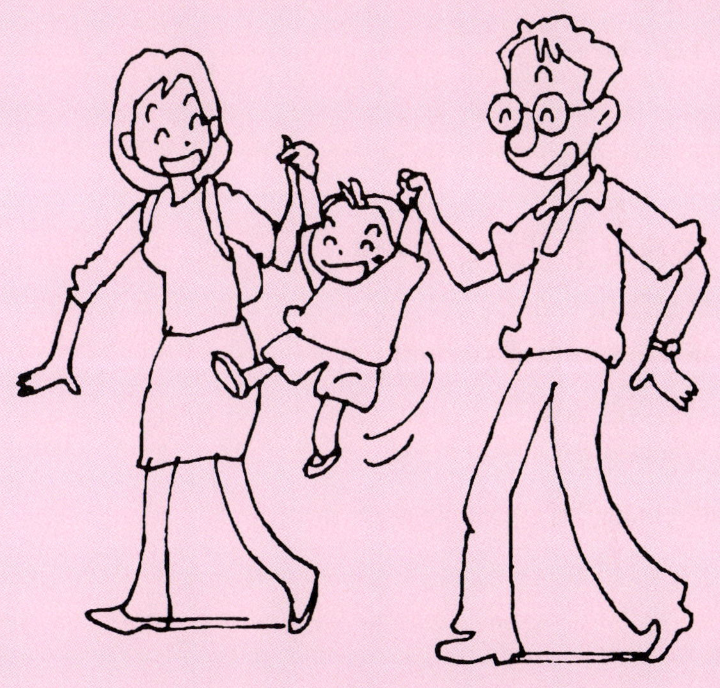

C·O·N·T·E·N·T·S

· **온냉요법으로 통증을 제거한다**

5 허리통증의 메커니즘 · 188

1 요통의 경향과 대책

통증, 시기, 성질별로 적절한 요법과 처방시간을 게재
Dr. 치아키의 추천 요법

- ●돌발성 요통이란
- ●돌발성 요통은 이렇게 진행된다
- ●만성 요통이란
- ●만성 요통은 이렇게 낫는다

자료표 1　성별 · 연령별로 본 증세 호소자 비율의 상위 5가지 증상(인구 1000명에 대해)

응답자들이 호소한 증상 중 요통은 남성들 사이에서 1위, 여성들 사이에서 2위였습니다. 65세가 넘으면 남성이 약 161명, 여성이 약 209명(양쪽 다 1000명 중)으로 약 5명에 1명 꼴로 요통을 호소하고 있는 셈입니다.

남성

연령계급	1위	2위	3위	4위	5위
총수	**요통** 82.0	어깨 결림 58.1	기침이나 가래 55.0	콧물 · 코막힘 49.3	몸이 뻐근하다 41.9
65세 이상	**요통** 161.6	팔다리의 관절통 104.8	빈뇨 100.8	난청 97.0	기침이나 가래 95.3
70세 이상	**요통** 173.2	난청 116.5	빈뇨 115.3	팔다리의 관절통 113.5	건망증 109.0

여성

연령계급	1위	2위	3위	4위	5위
총수	어깨 결림 123.0	**요통** 107.9	팔다리의 관절통 72.7	몸이 뻐근하다 57.2	두통 56.5
65세 이상	**요통** 209.6	팔다리의 관절통 177.8	어깨 결림 154.5	건망증 129.3	눈의 흐릿함 126.9
70세 이상	**요통** 223.7	팔다리의 관절통 191.5	어깨 결림 146.6	건망증 145.1	눈의 흐릿함 132.4

■출전 (후생노동성 '국민생활 기초조사' 2004년)
http://www.mhlw.go.jp./toukei/saikin/hw/k-tyosa/k-tyosa04/xls/toukei.xls

한 걸음도 움직일 수 없게 되는 통증
돌발성 요통이란

이런 때에 일어나기 쉽다

- 물건을 들어 올릴 때
- 몸을 구부렸다가 일으켜 세울 때
- 예상치 못했던 갑작스러운 동작

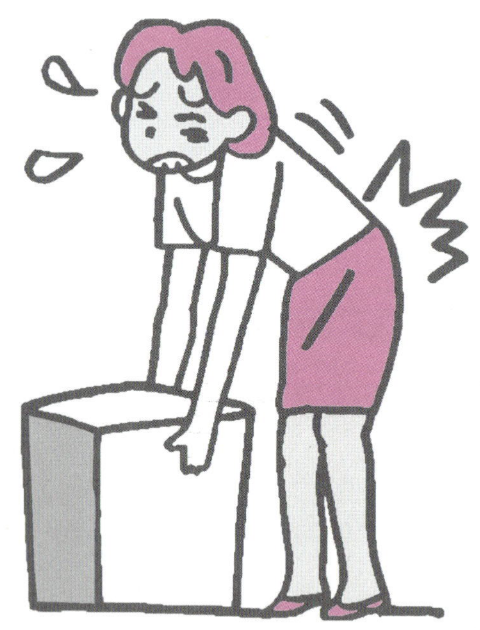

●1~2개월 사이에 3kg 넘게 체중이 불어난 사람
●예전에 정기적으로 운동을 했다가 바로 그만둔 사람
●장기간 일정 자세로 일하는 사람
●생활 패턴에 무리가 있는 사람

원인 없는 요통은 없다

요통은 '사소한 동작이 계기로 일어나는' 경우가 거의 대부분입니다. 가령 무거운 물건을 들어 올렸을 때, 특히 오랜만에 만난 아이나 애완동물을 예전처럼 생각하고 번쩍 들어 올리는 순간 다치는 경우가 있습니다. 예전과 같은 무게인 줄 알았겠지만 아이나 애완동물은 그동안 성장해서 무거워졌기 때문이죠. 아이나 애완동물을 무심결에 들어 올린 순간 허리의 염좌나 근육 주위를 둘러싼 근막에 염증이 발생하는 것입니다.

또한, '무엇을 했는지는 모르겠는데 아프다'라는 경우도 있습니다. 이것도 그 전날의 운동 등으로 근육이나 근육 주위에 있는 근막에 염증이 일어난 것이 원인입니다.

체형이나 생활 패턴도 요통의 원인이 됩니다. 특히 주의해야 될 것은 체중입니다. 체중이라고 해서 남들보다 가볍고 무겁고를 비교하는 차원이 아닙니다. 한 달 전, 두 달 전의 자신과 비교하는 것이죠. 단기간에 체중이 급격하게 불어나면 예전처럼 움직이고 있는 근육이나 관절의 움직임에 무리가 생겨납니다. 그 결과 근육이나 관절, 인대에 큰 부담을 주어 요통을 불러일으키게 됩니다.

지금	갑자기 심한 통증이 일어난다. 자신도 무슨 상황인지 잘 모른다.
당일	통증과 함께 불안감이 점점 커진다.
2~3일 후	통증은 조금 나아졌지만 재발이 두려워서 짜증이 밀려온다.
1주일 후	통증도 많이 가라앉고 기분도 안정되지만 완치에 대한 초조감도 생겨난다.
10~2주일 후	통증이 사라진다

한마디 더

남녀별, 이 연령대는 요통에 주의하라!

요통이 일어나는 남성의 주연령은 사회인이 된 뒤부터 30대 중반까지입니다. 직장에서나 가정에서도 무거운 물건을 들 기회가 많아 전체적으로 무리를 하게 되어 허리에 부담이 가기 때문입니다. 여성의 경우, 30세 전후에 갑자기 요통에 걸리는 분들이 부쩍 늘어납니다. 가장 큰 요인 중 하나가 임신인데 출산까지 10개월 동안 몸을 뒤로 젖힌 무리한 자세를 계속 취해야 되기 때문이죠. 더욱이 최근에는 10대 청소년들의 요통이 증가하고 있습니다. 학원에 다니는 아이들이 늘어나서 장시간 책상 앞에 앉아있어야 되는 것이 원인으로 추정됩니다. 어떤 정형외과에서는 학원에 다니는 아이들을 주고객 타깃으로 삼고 있다는 슬픈 이야기를 들었을 정도랍니다.

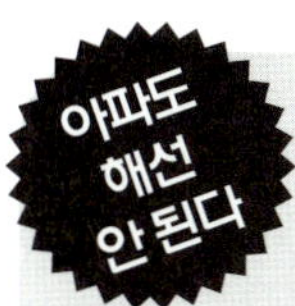

●목욕이나 손난로로 따뜻하게 해준다

염증에 의한 통증인 경우가 많아 환부에
열이 나게 되므로 역효과가 납니다.

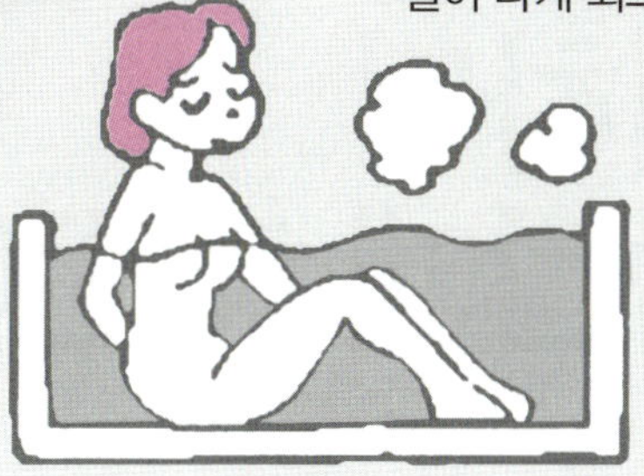

●환부를 직접 만지는 마사지

그 주변 근육이나 신경을 다친
경우 통증을 키우게 됩니다.

●푹신한 요 위에서 잔다

허리가 요에 푹 가라앉아 배골(背骨 : 목을 앞으로 숙
였을 때 목 뒤쪽 볼록 튀어나온 뼈 바로 아래 부분)
이 크게 휘기 때문에, 허리에 가는 부담이 커집니다.

움직일 수 없다, 불안하다, 어떻게 하지?

5분 쉬어주고 귀가하거나 병원으로

안정을 취하며 환부를 차갑게 해준다

갑작스러운 통증에는 '안정'과 '냉찜질' 처방이 가장 좋습니다. 기본적으로는 집에서 쉬어주고 그 후에 냉찜질을 했는데도 통증이 심해진다면 병원으로! 당일은 목욕을 피하되 정 몸을 씻고 싶을 때는 가볍게 샤워 정도만 하세요.

통증을 덜어주는 자세

모로 누워서 무릎을 끌어안는다

통증이 진정되는 방향으로 모로 돌아누워 무릎을 안고 고양이처럼 등을 웅크리며 누워 계세요.

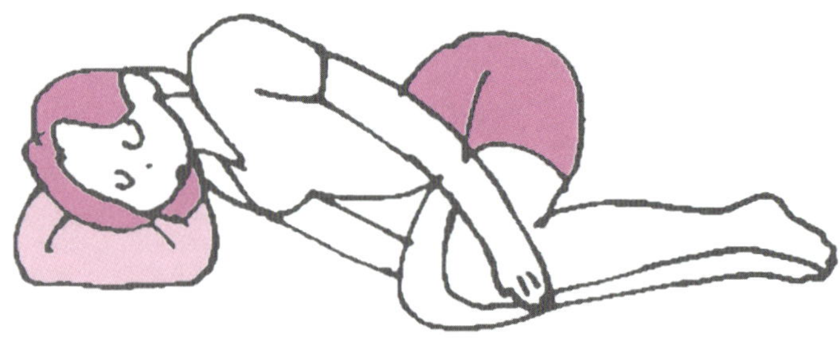

반듯이 드러누워 무릎을 올린다

허리가 너무 푹 들어가지 않는 장소에 누워 무릎 밑에 쿠션을 깝니다. 다리를 소파에 얹어도 상관없습니다.

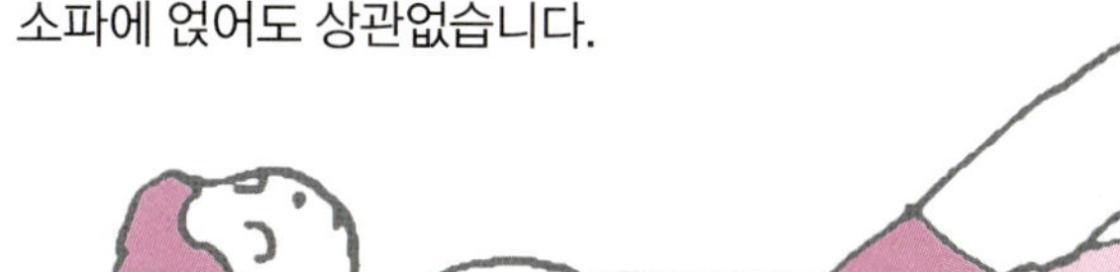
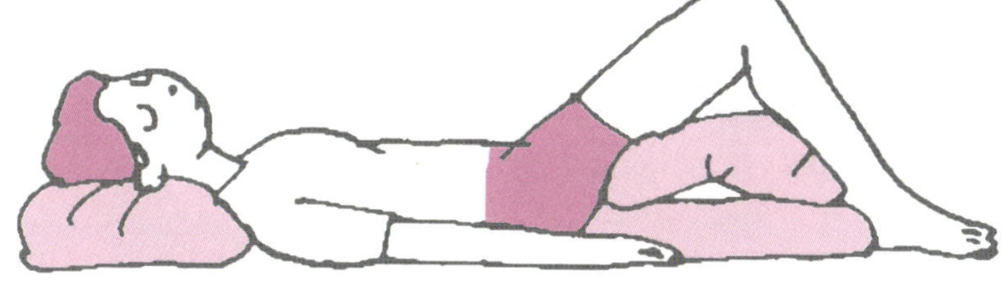

배에 가방을 안고
허리를 구부린다

쿠션이나 베개를 안고 몸을 앞으로 기울이며 허리를 구부립니다. 상반신의 무게가 끌어안은 쿠션이나 베개에 흡수되도록 앉으세요.

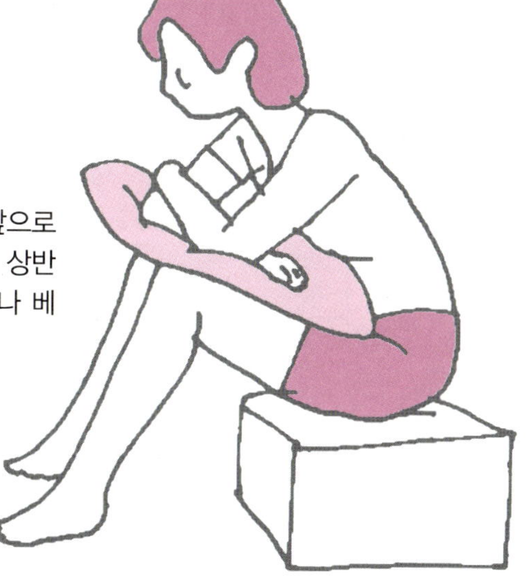

Dr. 치아키의 추천요법

집에서
합계 16분을 최고 4번
▶냉찜질(P.80) 15분
▶임읍(臨泣) 경혈(P.59) 1분
▶잠시 안정을 취해주고, 통증이 낫지 않으면 한 번 더. 최고 4번까지.

실외에서
합계 21분~
▶안정 5분
▶냉찜질(P.82) 15분
▶임읍(臨泣) 경혈(P.59) 1분
▶집이나 병원으로

비닐봉지에 넣은 얼음이나 냉각팩

등을 웅크리고 돌아누워 얼음을 넣고 타월로 감싼 비닐봉지나 냉각팩을 통증이 있는 부위에 갖다 댑니다. 이때, 살에 직접 닿지 않도록 하세요.

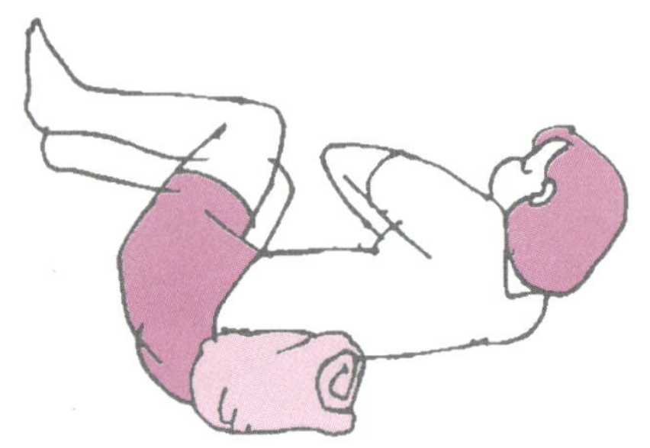

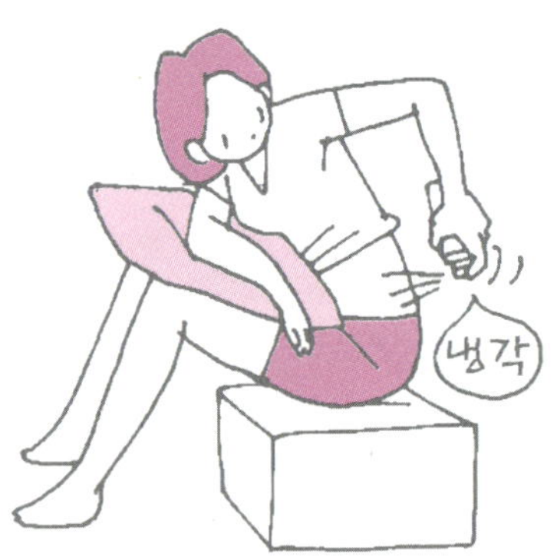

시중에 판매되는 냉습포나 콜드스프레이로

'냉각' 이라고 표시된 타입이라면, 냉찜질 효과가 있습니다. '온감(溫感)파스' 등 따뜻하게 해주는 효과를 가진 파스나 스프레이는 역효과를 가져오므로 주의하세요.

한마디더 이런 장소에서 아프기 시작하면

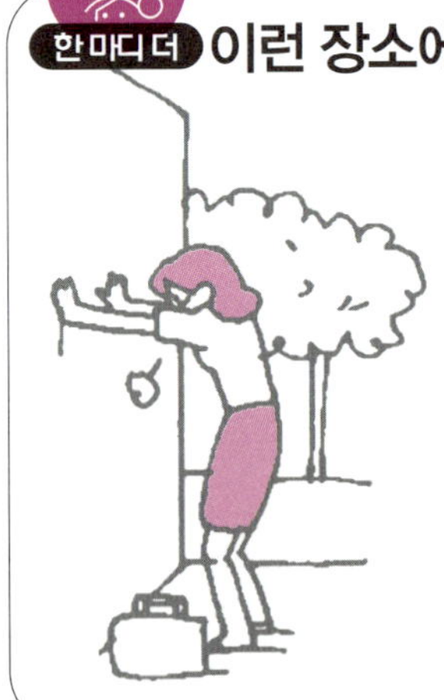

골목길에서

우선은 구석자리로 갑니다. 앉을 수 있다면 배에 가방이나 둥그렇게 만 상의를 끌어안고 몸을 앞으로 구부리며 등을 웅크립니다. 앉을 수 없으면 벽을 찾아 양손으로 짚으세요.

5분 정도의 휴식 후

▶통증이 완화되면 집으로
▶식은땀이 나면 병원으로

부자유스럽고, 초조하고, 통증이 심해질까 봐 두렵다

통증이 일어나는 동작과 부위를 확인

차갑게 해주는 요법에서 따뜻하게 해주는 요법으로

2~3일 지나고 나면 통증이 어느 정도 가십니다. 또한 아픈 부위나 통증을 일으키는 행동도 자연스럽게 알게 되죠. 이맘때가 되고도 통증이 가시지 않거나 반대로 심해지면 반드시 병원에 가보세요.

초조한 마음을 안정시킨다

아픈 동작을 알아본다 · 몸을 비틀어본다

가볍게 몸을 좌우로 비틀어보세요. 이렇게 하면 허리 주위의 근육을 펴면 아픈지, 수축시키면 아픈지, 그리고 어느 쪽이 아픈지 알 수 있습니다.

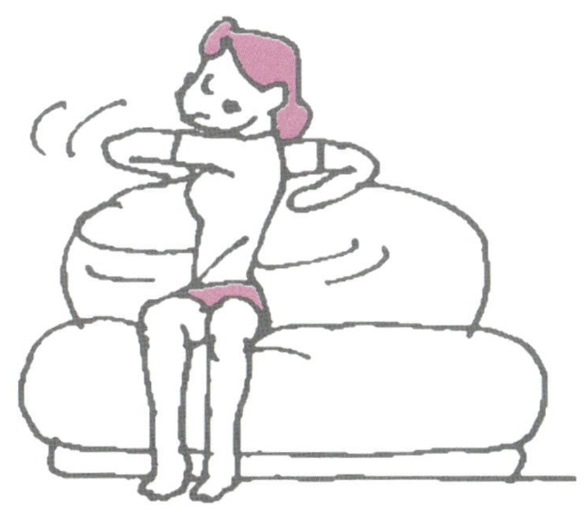

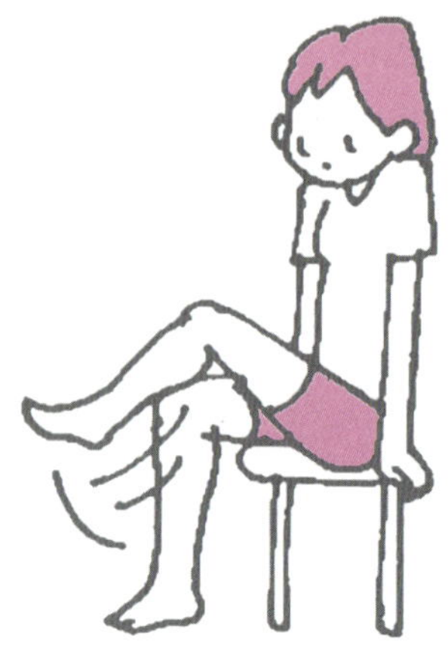

아픈 동작을 알아본다 · 다리를 움직인다

다리를 꼬아보거나 비틀거나 구부렸다가 폈다 해보세요. 신경 또는 배골과 배골 사이에 있는 추간판(椎間板 ; 척추뼈의 추체(椎體)와 추체 사이에 있는 편평한 판 모양의 물렁뼈)의 손상이나 이상을 확인할 수 있습니다.

⇒ 통증이나 저림이 심하면 병원으로

차갑게 해줄 것인가, 따뜻하게 해줄 것인가

목욕을 하면서 몸을 따뜻하게 해보세요. 통증이 느껴지면 차갑게 해주는 요법으로, 기분이 편안하면 따뜻하게 해주는 요법으로 전환하세요.

 **Dr. 치아키의 추천요법**

합계 45분~
▶목욕(P.76) 30분
▶다리 마사지(P.93) 15분
▶몸이 냉해지지 않도록 주의

합계 35분~
▶외출할 때 손난로(P.70)
▶귀가 후 스팀타월(P.72)이나 곤약 파스 (P.74) 30분
▶가벼운 마사지(P.90) 5분
▶허리가 냉해지지 않도록 주의

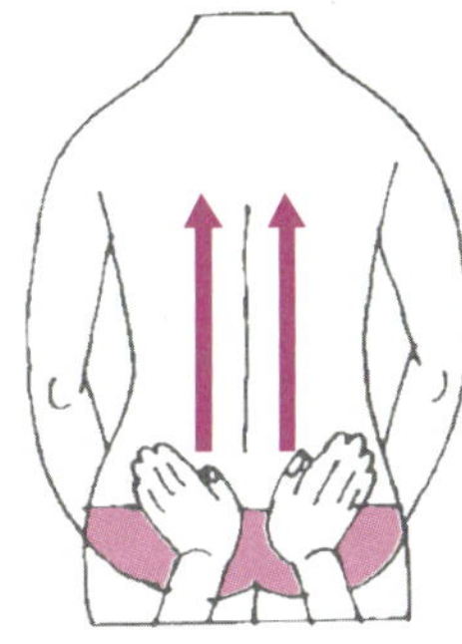

가벼운 마사지

환부를 만질 때는 가볍게 문지르고 다리를 주물러 허리의 통증을 제거하는 경우에는 너무 세지 않게 마사지 하세요.

목욕과 손난로

목욕과 손난로 등으로 따뜻하게 해주어 혈액 순환을 좋게 합니다. 단, 통증이 강해진다 싶으면 바로 따뜻하게 해주는 것을 멈추세요.

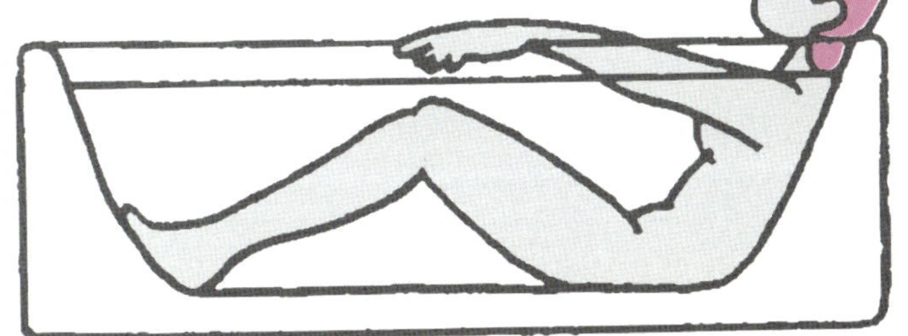

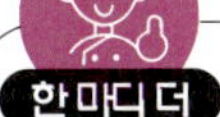

이런 장소에서 아프기 시작하면

앉을 수 있다면 무언가를 끌어안고 등을 웅크리며 앉으세요. 앉을 수 없다면 난간에 손을 얹고 아픈 쪽 다리를 한 계단 위에 얹고 서 계세요.

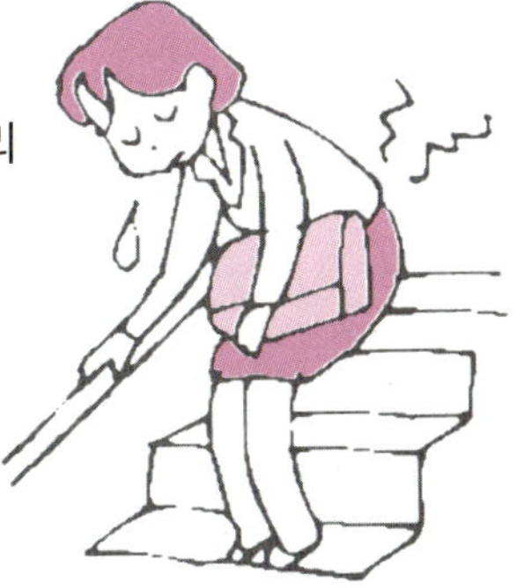

5분 정도의 휴식 후

▶통증이 완화되면 집으로
▶식은땀이 나면 병원으로

통증이 남아있다, 신경질이 난다, 빨리 치료하고 싶다

허리에 무리한 동작을 시키지 않는다

하루의 피로를
완전히 풀어준다

1주일 정도 지나면 좌불안석이던 통증에서 구체적인 동작만의 통증으로 변해갑니다. 단, 무리는 금물. 일을 할 때나 가사를 할 때는 코르셋이나 *키네시오 테이프로 근육과 자세를 보조해 주세요.

***키네시오 테이프 요법** : 근육테이핑 요법으로 테이프나 붕대 등을 사용하여 신체의 해부학적 특성, 운동기능적 특성, 각 부위의 크기와 형태 등을 고려하여 감아주는 처치법. 키네시오 테이프는 약국 등에서 판매 중

별 생각 없는 동작에 주의를 기울인다

집안에서

자고, 일어나고, 몸단장을 하고, 밥을 먹는 등, 별로 신경 쓰지 않는 동작에 특히 위험이 도사리고 있습니다.

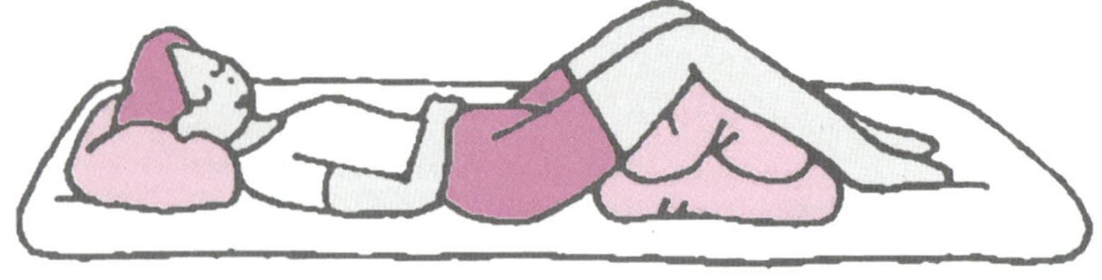

잔다(P.158), 일어난다(P.164), 몸단장을 한다(P.166), 밥 먹는다(P.182)

통근 · 통학 중

이동할 때도 자신이 서있는 자리, 서있는 방법, 짐을 드는 방식에도 주의를 기울이세요.

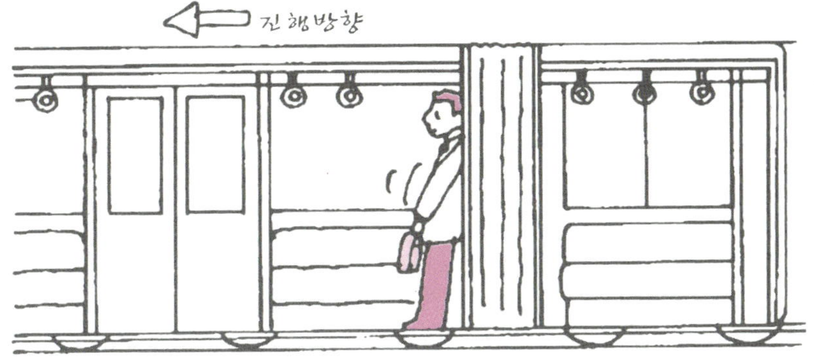

전철이나 버스로(P.170), 승용차로(P.172), 걸어서(P.174), 가방 드는 방법(P.176)

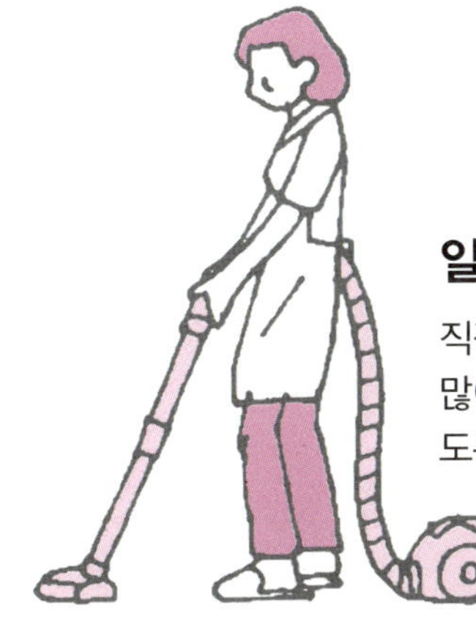

일할 때는

직장이나 가정에서 하는 일에 재발 위험이 가장 많이 내포되어 있습니다. 허리에 부담을 주지 않도록 주의하고 예방하세요.

Dr. 치아키의 추천요법

단시간에 몸을 케어
합계 36분~
▶목욕(P.76) 30분
▶스트레칭(P.102), (P.106) 총 4분
▶골반 교정(P.108) 2분

근육도 단련하기 시작한다
합계 64분~
▶목욕(P.76) 30분
▶마사지(P.90) 30분
▶골반 교정(P.108) 2분
▶고양이 포즈(P.114) 2분

키네시오 테이프(P.116~127)와 코르셋

근육이나 인대를 보조해주고 동작을 막아줍니다.
코르셋의 경우, 계속 착용하고 있지 말고 휴식 중이
나 앉아있을 때는 풀어주세요.

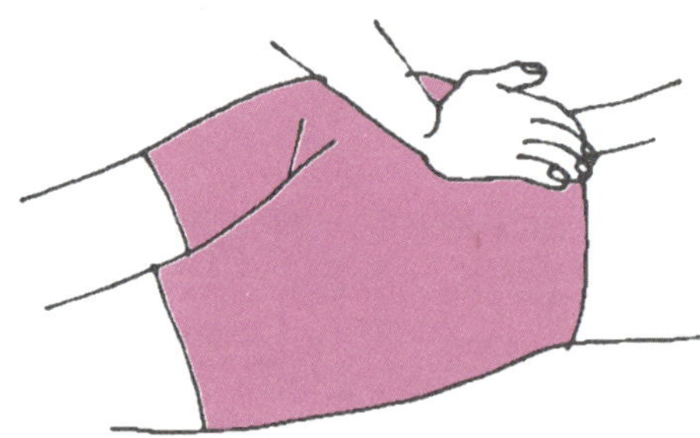

목욕과 마사지

아픈 부위를 감싸다 보면 전신의
근육통이 일어나기 십상입니다.
몸 전체의 혈액순환을 좋게 해서
피로가 쌓이지 않게 하세요.

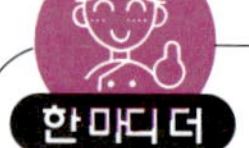

한마디더 ## 이런 장소에서 아프기 시작하면

교통수단 안에서

위에 있는 손잡이가 아니라 기둥이나 의
자 손잡이를 잡으세요. 고관절을 자연스
럽게 구부리되(배꼽 5cm 밑을 막대기로
찔렸을 때의 자세) 내리기 바로 전(前) 역
을 지나면 출입구 쪽으로 이동하세요.

(교통수단에서 내려서)
5분 정도의 휴식 후

▶통증이 완화되면 회사나 집으로
▶식은땀이 나면 병원으로

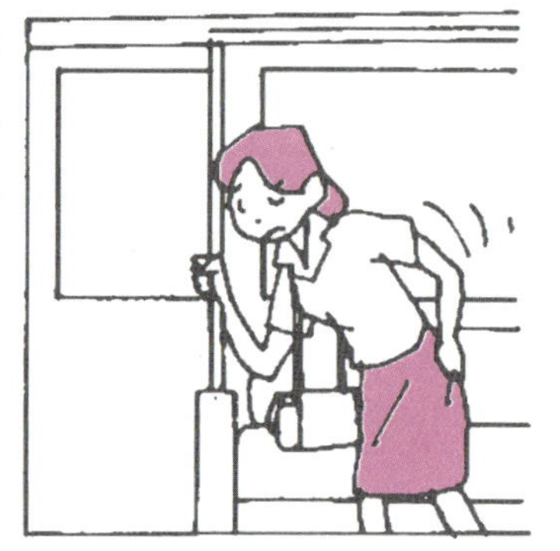

통증의 감각이 남아있다, 재발이 두렵다

무리한 근육 강화는 재발의 원인

무리 없는 범위에서 개선

갑자기 생겨난 요통은 10일에서 2주일 사이에 거의 완치되지만 재발 위험성도 있습니다. 이맘때가 시기적인 평균치지만 통증이 사라졌다고 느껴지면 서서히 예방 운동을 도입하세요. 근육을 단련하거나 평소 행동을 개선하는 등 하기 쉬운 것부터 시작하세요.

자신에게 맞는 개선방식을

근육강화

복근과 배근을 단련해서 무게와 동작을 감당할 수 있는 몸을 만드세요. 가령 1번에 1분씩, 1~2일에 1번씩만 해줘도 효과가 있습니다.

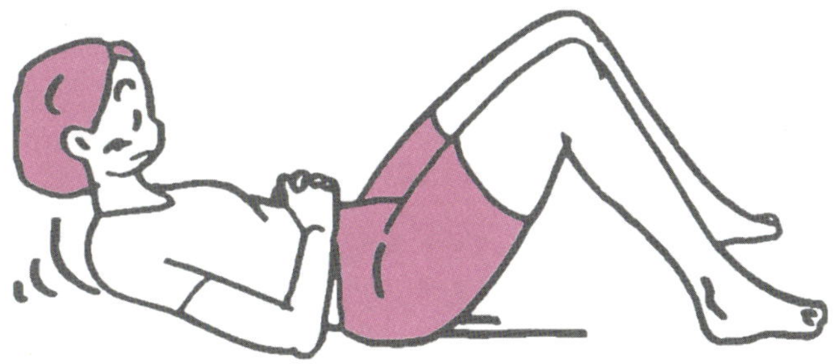

자세를 바로잡는다

올바른 자세를 익히면 허리에 가는 부담
이 많이 줄어듭니다. 보기도 좋고 복근의
노화도 방지해줍니다.

도구에도 배려를 기울인다

가방이나 신발 등 일상적으로 사용하는 물
건을 재검토해보세요. '애착'이나 '사용감'
도 중요하지만 그것 때문에 허리가 아프다
면 무슨 소용이겠습니까?

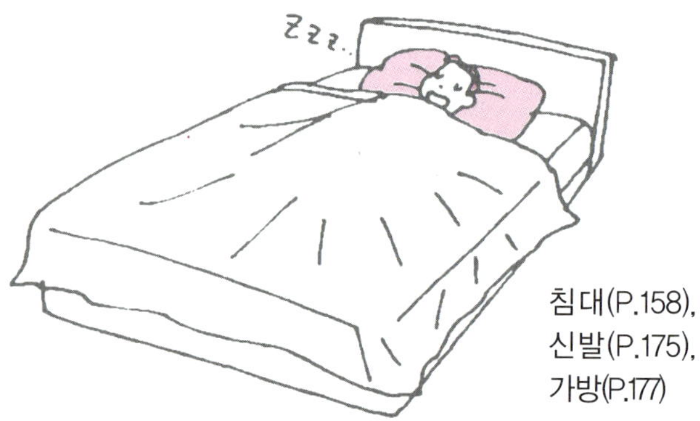

침대(P.158),
신발(P.175),
가방(P.177)

Dr. 치아키의 추천요법

트레이닝 40%, 케어 60%
합계 39분~
▶스트레칭(P.112) 2분
▶복근운동(P.96) 1분
▶배근운동(P.98) 1분
▶골반 교정(P.108) 2분
▶목욕(P.76) 30분
▶스트레칭(P.100) 1분, (P.102) 2분

트레이닝 70%, 케어 30%
합계 38분~
▶스트레칭(P.112) 2분
▶복근운동(P.96) 1분
▶배근운동(P.98) 1분
▶스트레칭(P.104), (P.114) 각 2분
▶골반 교정(P.110) 2분
▶목욕(P.76) 30분

피로가 쌓이지 않도록 단련한다

무리하면 헛수고다

복근이나 배근 트레이닝을 막 시작할 무렵에는 횟수만 신경쓰기 십상입니다.
하지만 계속 무리하다 보면 요통을 유발하는 운동으로 변질되어 버립니다.

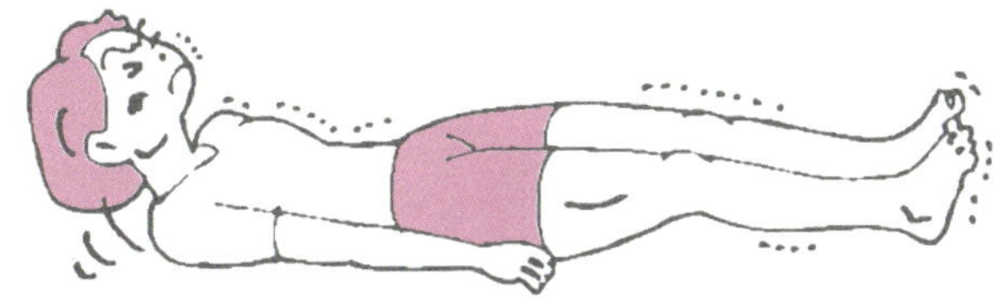

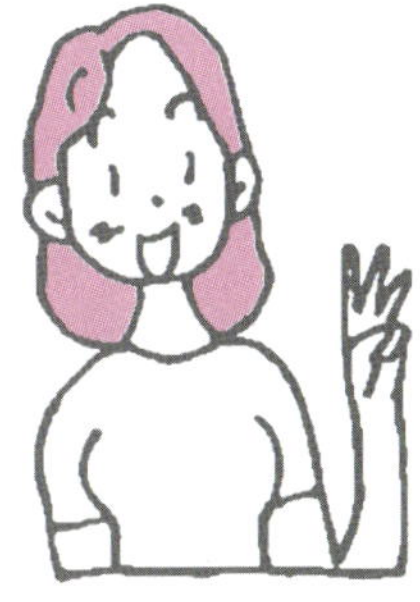
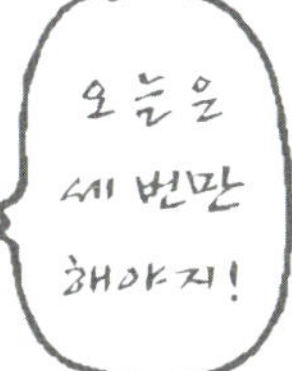

한도는 스스로 정한다

몸의 컨디션이나 피로도는 날마다 다릅니다. 정해둔 횟수를 반드시 소화하는 데에 집착하지 말고 통증이나 괴로움이 느껴지면 바로 중단하세요. 이튿날 밀려오는 심한 근육통은 그 전날 무리를 했다는 증거입니다.

한마디더 ## 이런 장소에서 아프기 시작하면

화장실에서

좌변기일 때는 변기에 앉아 몸을 앞으로 구부리고, 와변기일 때는 네 발로 엎드리는 자세로 쉬어주세요. 통증이 완화되면, 벽이나 바닥을 손으로 짚고 일어서세요.

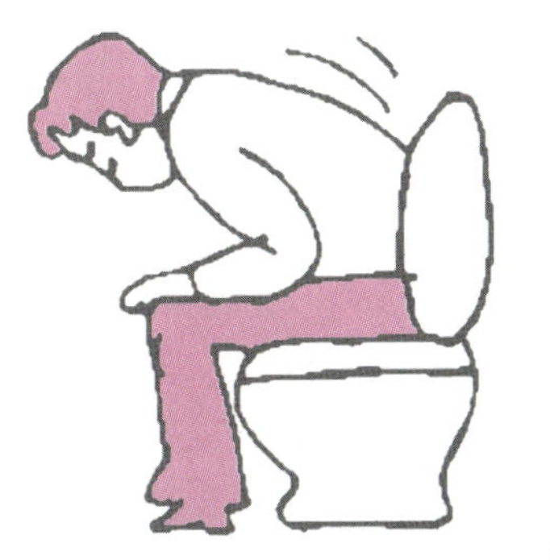

5분 정도의 휴식 후
▶통증이 완화되면 회사나 집으로
▶식은땀이 나면 병원으로

우선은 안심, 두 번 다시 경험하고 싶지 않다

만성만은 되고 싶지 않다

만성예방 3대 요소

만성화를 방지하려면 '허리에 부담을 주지 않는다', '몸을 지탱해주는 근력을 키운다', '피로는 그날그날 풀어준다'를 규칙적으로 실행해주기만 하면 됩니다. 이제껏 자신에게 무엇이 충분했고 무엇이 부족했는지 생각해서 해야 될 일을 습관화해 나가세요.

부담을 덜어준다

●올바른 자세를 익힌다
→골반 교정법(P.108, P.110)
→자는 방법(P.158, P.160)
→앉는 방법(P.178)
→서있는 방법(P.180)

●일상생활을 재검토한다
→일어나는 방법(P.164)
→몸단장하는 방법(P.166)
→통근, 통학(P.170~P.175)

●근력을 보조한다
→키네시오 테이프(P.120~P.127)

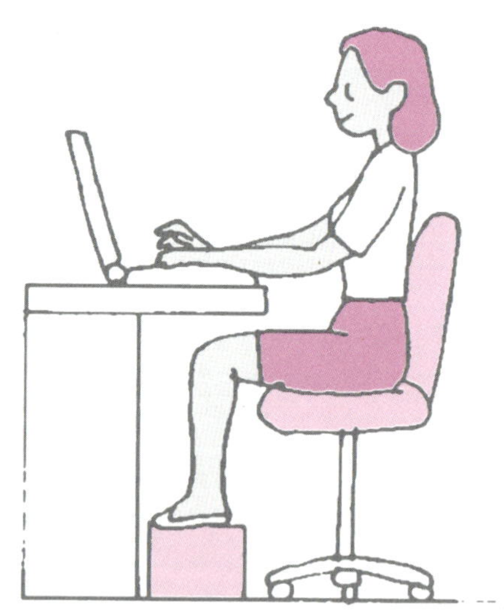

●매일 할 수 있는 운동
→복근운동(P.96)
→배근운동(P.98)

●가끔 스포츠도
→스포츠의 요령(P.187)
→수중보행이라면(P.148)

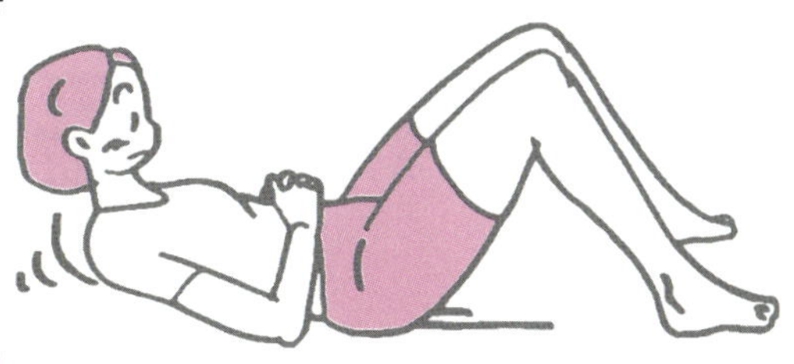

●아플 것 같으면
→혈을 누른다(P.56~P.65)
→스트레칭(P.112~P.115)
→따뜻하게 해준다(P.68~P.79)
→골반 교정(P.108~P.111)

●집에서 매일
→목욕, 족욕(P.76~P.79)
→스트레칭(P.100~P.111, P.114)

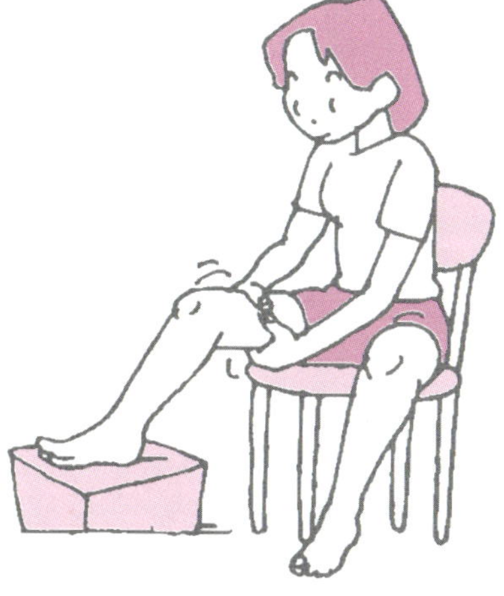

●가끔은 하고 싶다
→마사지(P.84~P.95)
→삼림욕(P.134)

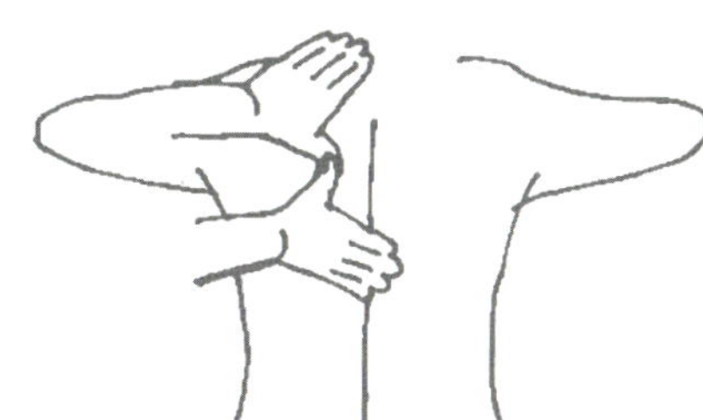

●알아두고 싶은 긴급 상황시의 처치
→차갑게 해준다(P.80, P.82)
→수면(P.128)
→핫밀크(P.132)

뭐라 표현할 수 없는 뻐근함, 묵직함

만성 요통이란

- 계속 같은 자세를 취한 결과
- 나이가 들면서 오는 육체적 변화
- 자세나 걸음걸이 등 오래된 습관

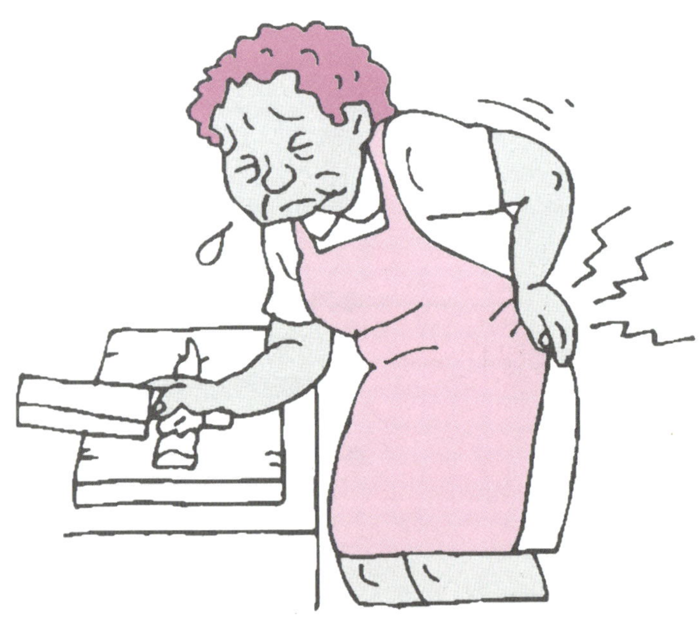

● 무거운 물건을 드는 일을 하는 사람
● 직업상 매일 앉아만 있어야 되는 사람
● 항상 같은 자세를 취하고 있는 사람
● 몸이 냉해지기 쉬운 옷을 자주 입는 사람

원인 없는 만성 요통은 없다

몸을 삐딱하게 틀거나 허리에 부담을 주는 자세, 걸음걸이는 습관이 되어 피로가 쌓입니다. 일할 때 오랜 시간 동안 똑같은 자세를 계속 취하고 같은 부위에 계속 부담을 주어도 피로가 쌓입니다. 이와 같이 만성 요통의 원인 중 하나는 오랜 세월 쌓인 피로의 축적이라 볼 수 있습니다.

또한 피로가 쉽게 쌓이는 몸에도 통증이 발생합니다. 주로 피로가 쉽게 쌓이는 부위는 근육이나 배골을 구성하고 있는 뼈와 뼈 사이의 쿠션(추간판)입니다. 이런 부위에 피로가 쌓이는 것은 노화에 따른 신체적 변화가 원인의 대다수를 차지합니다. 그 밖에도 몸이 냉해지기 쉬운 사람, 칼슘이 부족한 사람 등 체질이 원인인 경우도 있습니다.

본인 스스로 이 체질과 같은 상황을 만드는 사람도 있습니다. 치마를 자주 입는 사람이나 옷을 얇게 입기를 좋아하는 사람은 몸이 냉해지기 쉽고, 식생활이 편중되어 있는 사람은 칼슘 부족에 빠지는 경우도 있습니다. 특히 무서운 것은 내장질환이나 골절 등이 원인인 경우! 근본적인 원인이 따로 있기 때문에 병원 치료가 필요합니다.

●통증의 정도에 따라 매일 처방을 바꾼다

통증이 심한 날 : 특별히 처방은 하지 않고 안정을 취한다
통증이 없는 날 : 허리를 지탱해주는 배나 등의 근육을 키운다
통증의 조짐이 있는 날 : 아프지 않을 정도로 스트레칭

●그날의 피로를 몸에 쌓아두지 않는다

통증이 느껴지면 바로 : 혈을 누르거나 골반을 교정한다
하루의 끝에서 : 스트레칭이나 목욕으로 혈액순환을 좋게 해주고
근육을 풀어준다

●몸의 신진대사를 활성화시킨다

다리를 사용한다 : 엘리베이터보다는 계단을, 자동차보다는 보행을
때로는 운동 : 워킹이나 수중 보행 등

한마디 더

50대 이후부터 '요통 환자'가 급증

요통은 연령과 비례해서 증가합니다. 특히 55세 즈음부터의 증가가 현저합니다. 근력은 나이가 듦에 따라 약해지는 데다 허리를 지탱할 수 있는 근력이 이 나이 즈음에 한계점을 맞이하기 때문입니다. 또한, 뼈의 칼슘량도 나이가 듦에 따라 줄어듭니다. 당연히 뼈가 물러지기 때문에 찌그러지거나 금이 가거나 심지어 부러지기도 쉬워지죠. 따라서 여성에게 더 많은 이유로는 남성과 비교해 근력과 뼈의 칼슘량이 적은 점을 꼽을 수 있습니다.

●잘못된 복근운동

올바른 자세를 취하지 않는 복근운동은 허리에 부담을 집중시킵니다. 자칫 잘못하면 돌발성 요통도 불러일으킬 수 있습니다.

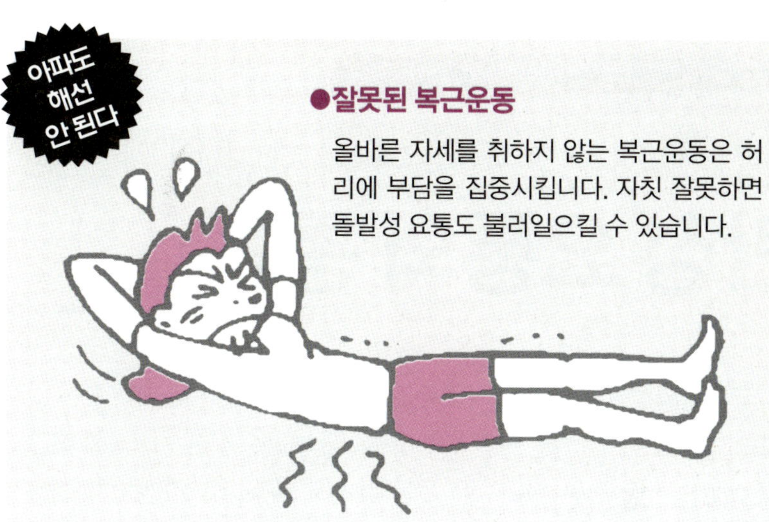

●너무 강한 마사지

'강할수록 효과가 있다'라고 생각하기 십상인데 그것은 착각입니다. 너무 강한 자극으로 인해 근육이 다치거나 혈관이 찢어질 수도 있습니다.

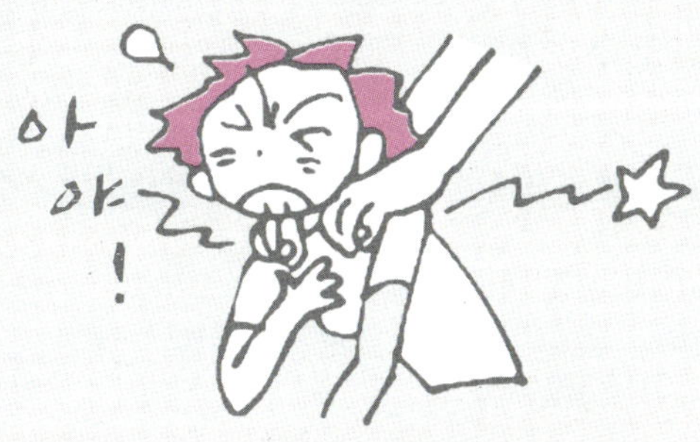

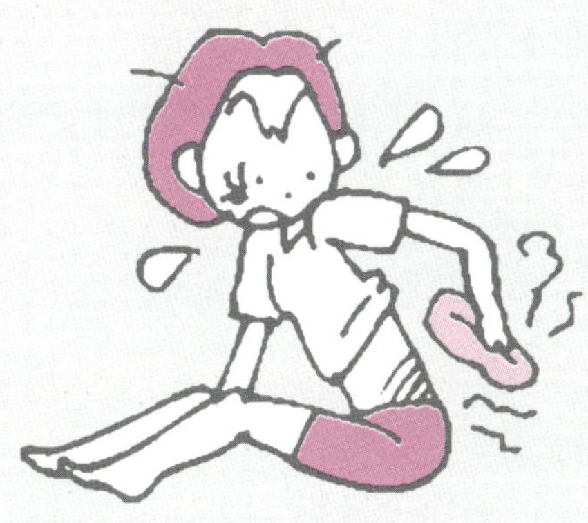

●너무 따뜻하게 해준다

따뜻하게 해주면 혈액순환이 좋아지지만 허리의 상태에 따라선 붓기나 부종을 키우게 됩니다.

악화된 것인지, 불안하고 짜증난다

차갑게 해주고 통증이 가시면 병원으로
만성 요통의 통증

통증에도 돌발성 요통처럼 서있을 수조차 없는 통증과 움직일 수는 있지만 마음이 무거워지는 뭉근한 통증 2종류가 있습니다. 만성화된 통증은 다양한 요인이 중첩되어 있는 경우도 있어 한 가지 처방으로 완치되지 않는 경우도 있습니다. 임기응변을 발휘해 통증방식에 따라 처방을 바꿔보세요.

●요통 예방은 통증 정도에 따라서

통증이 심할 때는 정기적으로 하던 체조나 스트레칭 등의 예방운동을 일시 중단하고 통증이 가신 다음에 재개하세요.

●안정인가, 따뜻하게 해줄 것인가

통증이 심할 때는 안정과 냉각이 최고! 뭉근한 통증일 때는 따뜻하게 해줘서 혈액 순환을 좋게 합니다.

●외출할 때는 코르셋

통증이 심할 때는 가급적 용건을 취소하고 휴식을 취하세요. 도저히 쉴 수 없을 때는 코르셋이나 서포터를 착용하세요.

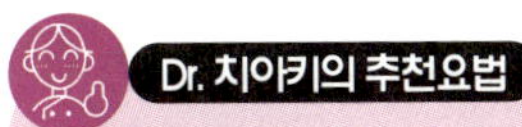

격심한 통증에는

합계 16분을 최고 4번

▶냉찜질(P.80) 15분 ▶임읍(臨泣) 경혈(P.59) 1분 ▶잠시 안정을 취해주고 통증이 낫지 않으면 한 번 더. 최고 4번까지.

뭉근한 통증에는

합계 35분~

▶외출할 때 손난로(P.70) ▶귀가 후에 스팀타월(P.72)이나 곤약 파스(P.74) 30분 ▶가벼운 마사지(P.90) 5분 ▶허리가 냉해지지 않도록 주의

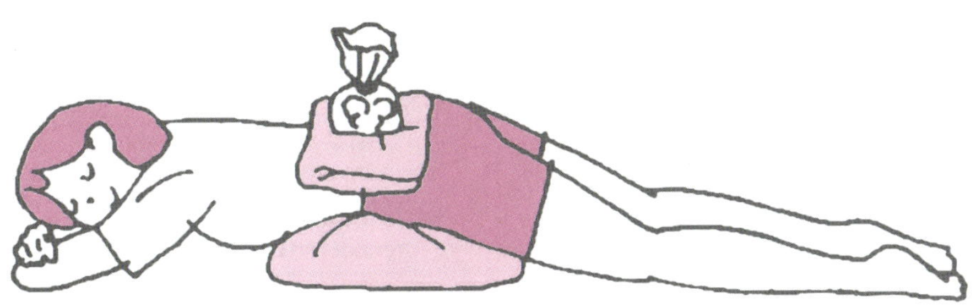

정신적으로도 우울해지는 불쾌감

따뜻하게 해주고 예방운동도

만성 요통의 뻐근함 · 묵직함

아픈 부위를 감싸려 하면 어쩔 수 없이 부자연스럽게 느껴지는 동작을 취하게 됩니다. 그러면 평소에 사용하지 않는 근육까지 쓰게 되어 뻐근함으로 연결됩니다. 스트레스에서 오는 경우도 있는데 그런 경우에는 허리뿐만 아니라, 전신에 뻐근함과 묵직함이 감돕니다. 또한 근육통 등이 호전되기 시작하면서도 뻐근함과 묵직함으로 변해갑니다.

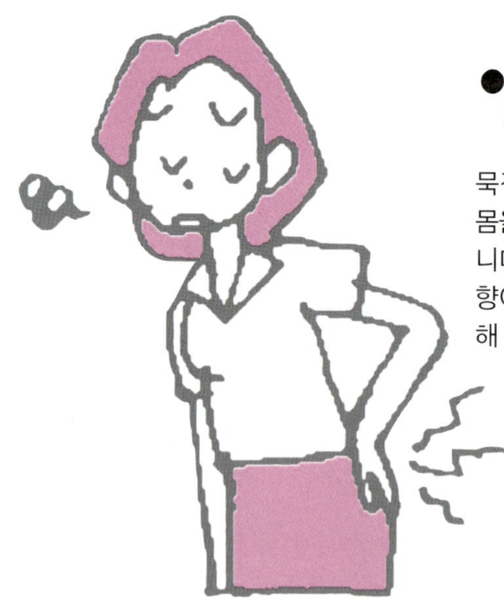

●따뜻하게 해주고 편안한 안식을

묵직함이나 뻐근함을 제거할 때는 몸을 따뜻하게 해주는 것이 최고입니다. 스트레스에서 오는 경우에는 향이나 음악, 색채 등의 오감에 호소해 정신적으로도 쉬어줍니다.

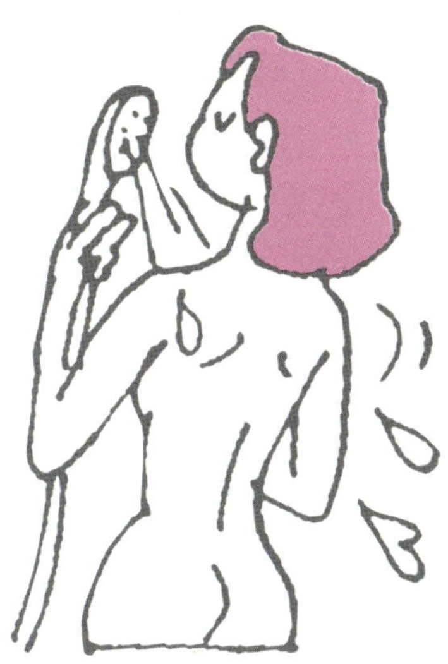

●온천은 주의할 것

'몸의 피로를 풀어주는 곳 = 온천'도 물론 잘못된 생각은 아닙니다. 하지만 '허리의 뻐근함이나 묵직함을 풀어주는' 경우, 하루에 몇 번이나 탕에 몸을 담그게 되면 오히려 역효과가 납니다. (자세한 설명은 P.142)

●외출할 때는 손난로를 붙인다

외출할 때도 허리가 차가워지지 않도록 손난로를 붙이세요. 옷 위로 붙일 수 있는 타입을 권장합니다. 손난로를 벗겨낸 후에는 그 부위가 냉해지지 않도록 주의하세요.

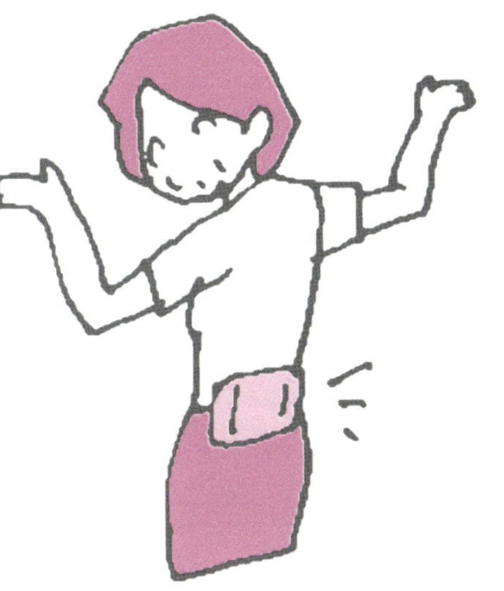

Dr. 치아키의 추천요법

음악을 들으며, 향기를 맡으며
합계 66분~
▶목욕(P.76) 30분 ▶스트레칭(P.102), (P.106) 각 2분 ▶골반 교정(P.108) 2분 ▶스팀타월 (P.72)이나 곤약 파스(P.74) 30분

근육도 단련하면서
합계 64분~
▶목욕(P.76) 30분 ▶마사지(P.90) 30분 ▶골반 교정(P.108) 2분 ▶고양이 포즈(P.114) 2분

위화감이 감돈다, 자유롭지가 않다

우선은 병원에서 진찰을

만성 요통의 저림

저림 현상이 계속된다면 반드시 병원에 가보세요. 저림의 원인으로 가장 많은 것은 등의 뼈와 뼈 사이에 있는 쿠션(추간판)이 튀어나와 신경을 자극하는 '추간판 탈출증' 입니다. 이와 마찬가지로 신경이 압박되어 일어나는 '요부척주관 협착증' 도 흔히 볼 수 있는 원인입니다.

●병원에 가도…

상태가 가벼우면 '일상생활에 별 문제가 없습니다' 정도로 끝나는 경우도 있습니다. 근본적으로 해결하려면 '배골의 배열이 신경을 자극하지 않도록 바로잡는' 운동 등이 필요합니다.

●뼈를 받쳐주는 근력을 강화

극단적으로 아픈 날은 빼고 복근운동을 일과로 삼으세요. 하루에 5~10번을 해도 상관없습니다. 올바른 복근운동(P.96)이라면 확실하게 효과를 볼 수 있습니다.

●혈액 순환을 좋게 한다

혈류가 좋지 않으면 근육이 뭉치기 쉬워집니다. 치료를 위한 복근운동조차 통증의 원인으로 바뀌는 경우도 있습니다. '케어도 확실히' 라는 의식이 필요합니다.

강화와 케어를 한 세트로
합계 39분~

▶스트레칭(P.112) 2분 ▶복근운동(P.96) 1분 ▶배근운동(P.98) 1분 ▶골반 교정 (P.108~P.111) 각 2분 ▶목욕(P.76) 30분 ▶삼음교(三陰交) 경혈(P.63) 1분

일상생활에선 근육의 보조를

▶외출하기 전에 키네시오 테이프(P.122)나 손난로(P.70), 통증이나 저림 때문에 힘들면 휴식(P.128)이나 코르셋(P.150) ▶휴식시간에 골반 교정(P.110)

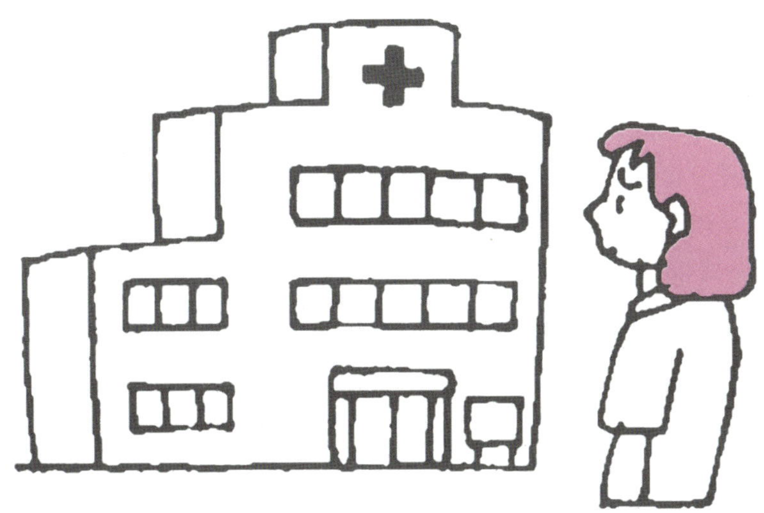

어떤 부위를 움직이면 아프다, 조금 불쾌하다

수단방법 가리지 말고 근육을 풀어준다
만성 요통의 뭉침

'뭉침'과 '뻐근함이나 묵직함'은 증상이 많이 흡사하지만 뭉침은 근육이 너무 많이 일했을 때 일어납니다. 그에 반해 뻐근함이나 묵직함은 평소에 쓰지 않던 부위를 움직인 근육이 피로해졌을 때 일어납니다. 뻐근함과 묵직함은 휴식을 중심으로 치료하지만 뭉침은 근육을 풀어주는 처방을 중심으로 치료합니다.

●근육을 풀어준다

근육을 풀어주는 데에는 '따뜻하게 해주기', '마사지', '스트레칭'이 효과적입니다. 하루의 끝은 물론이고 일하는 사이사이에도 혈을 눌러주거나 스트레칭을 하세요.

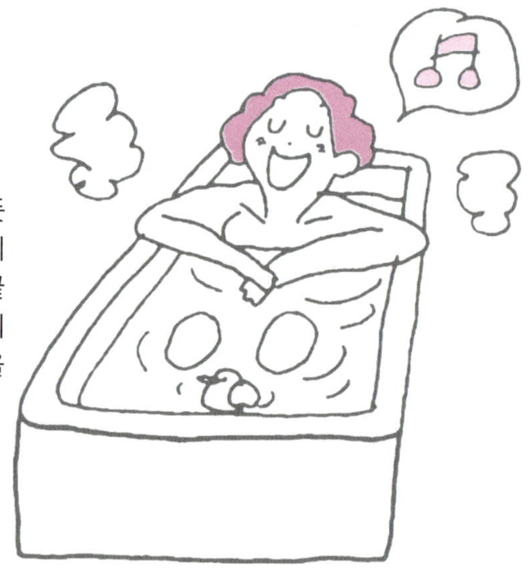

●여러 가지 스트레칭을 한다

스트레칭으로 여러 가지 근육을 다양한 각도에서 신축시키세요. 한 종류의 스트레칭으로 끝내지 말고 최소한 3종류를 하는 등 다른 처방과 조합해 보세요.

●따뜻하게 자극해주는 처방도

목욕이나 족욕, 스팀타월과 같이 따뜻하게 해주는 처방도 효과적입니다. 그리고 따뜻하게 해주면서 자극을 주는 샤워요법(P.80)도 효과적입니다.

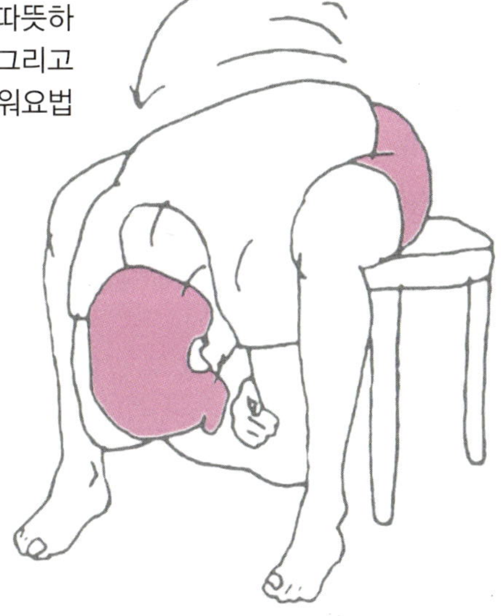

Dr. 치아키의 추천요법

근육을 혼자서 풀어준다
합계 53분~

▶목욕(P.76) 30분 ▶샤워(P.78) 15분 ▶스트레칭(P.100, P.102, P.104, P.112) 각 2분

남의 도움을 받는다
합계 30분~

▶목욕(P.76) 30분 ▶등 마사지(P.90) 15분~60분 ▶다리 마사지(P.93) 15분~60분 ▶외출할 때는 키네시오 테이프(P.120~P.127)

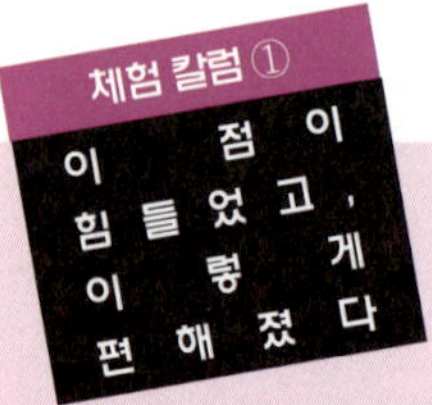

요통이 낫자 키도 자랐다?!

　A씨는 40대 초반의 남성. 요통에 시달린 세월은 약 20년. 직업이 일러스트레이터이기 때문에 앉아있는 시간이 대부분을 차지합니다. 하지만 허리의 통증이 심해지자 장시간 앉아서 해야 되는 작업이 힘들어져 일에도 탄력이 붙지 않았습니다. 그래서 작업실의 의자나 책상 높이를 허리에 부담이 적은 것으로 바꾸었습니다. 그리고 작심하고 요통에 효과적인 체조를 하기 시작했습니다. 그 결과 요통은 많이 개선되고 일상생활의 지장이 사라졌습니다. 더욱이 놀라운 변화는 키가 2cm나 자랐다는 것! 20세 때부터 요통이 심화됨에 따라 키가 조금씩 줄어들었었는데 완전히 제자리로 돌아온 것입니다. 요통 대책인 체조 덕분에 근력이 붙어 올바른 자세를 유지할 수 있게 되었습니다. 그와 더불어 쪼그라들었던 키가 돌아왔다는 기쁜 효과도 보았지요.

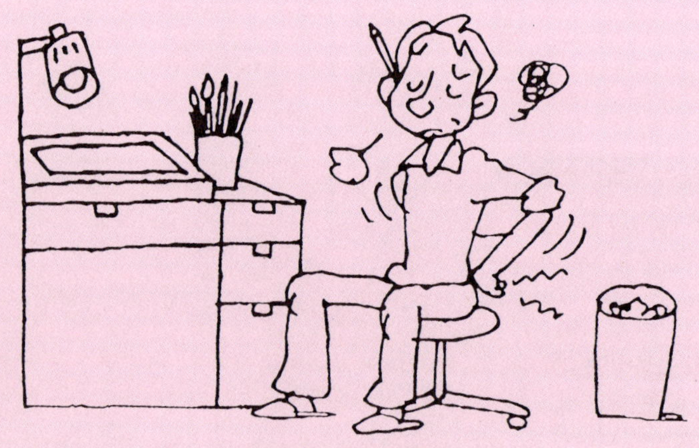

2 프로가 알려주는 「허리통증 치료 42가지 방법」

● 경혈요법으로 통증을 제거한다
● 온냉요법으로 통증을 제거한다
● 마사지로 통증을 치료한다
● 몸을 움직이며 치료한다
● 키네시오 테이프로 통증을 제거한다
● 몸을 쉬어주며 치료한다

자료표 2

요통, 좌골신경통 등 때문에 지금까지 진찰을 받은 의료기관과 의료 유사치료의 비율

요통, 좌골신경통 등의 증상을 가진 사람의 약 반수가 정형외과 전문의의 치료를 받고 있습니다. '직접 약, 파스를 사서 치료한' 사람은 18.7%이고 정형외과 전문의 이외까지 포함하면 80% 이상의 사람들이 통원치료를 받고 있습니다.

(단위 %)

치료기관 등	비율
정형외과 전문의(병원)	31.5
직접 약, 파스를 사서 치료했다	18.7
척추교정사(지압사), 마사지사	16.9
정형외과 전문의(진료소)	15.3
침구사	8.7
접골사	5.4
정형외과 외 타 전공 의사	3.5
합계	100.0

■ 출전 (독립행정법인 노동자건강복지기구 요통데이터베이스 2003년)
http://www.research12.jp/d_archive/yotu/04.html

에너지의 흐름을 바로잡는다

혈을 정복한 치료법

에너지의 흐름을 원활하게

혈은 경락이라 불리는 에너지 통로의 요점(要點)이자, 교차로에 있는 신호등 같은 것. 혈을 눌러 자극해주면 신호가 파란불이 되고 에너지도 원활하게 흘러갑니다.

경혈요법의 3가지 효과

● 효과가 바로바로 온다
● 마음이 차분해진다
● 재발을 예방해준다

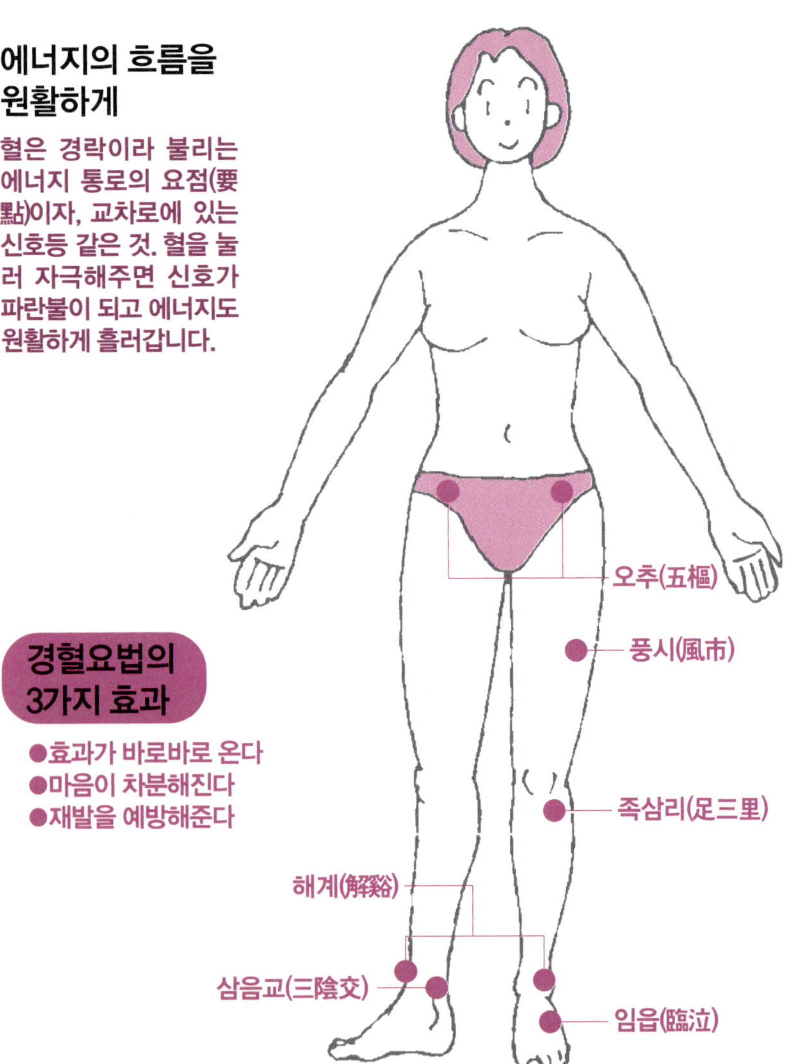

환부를 건드리지 않고도 통증을 없앨 수 있다

요통에 잘 듣는 혈은 아픈 부위와 멀리 떨어진 자리에도 있습니다. 아파서 환부를 건드릴 수 없어도 관련된 혈을 누름으로써 통증을 제거할 수 있습니다. 혈을 자극하면 '관련된 부위에 열이 오른다'라는 것도 이미 확인된 바입니다.

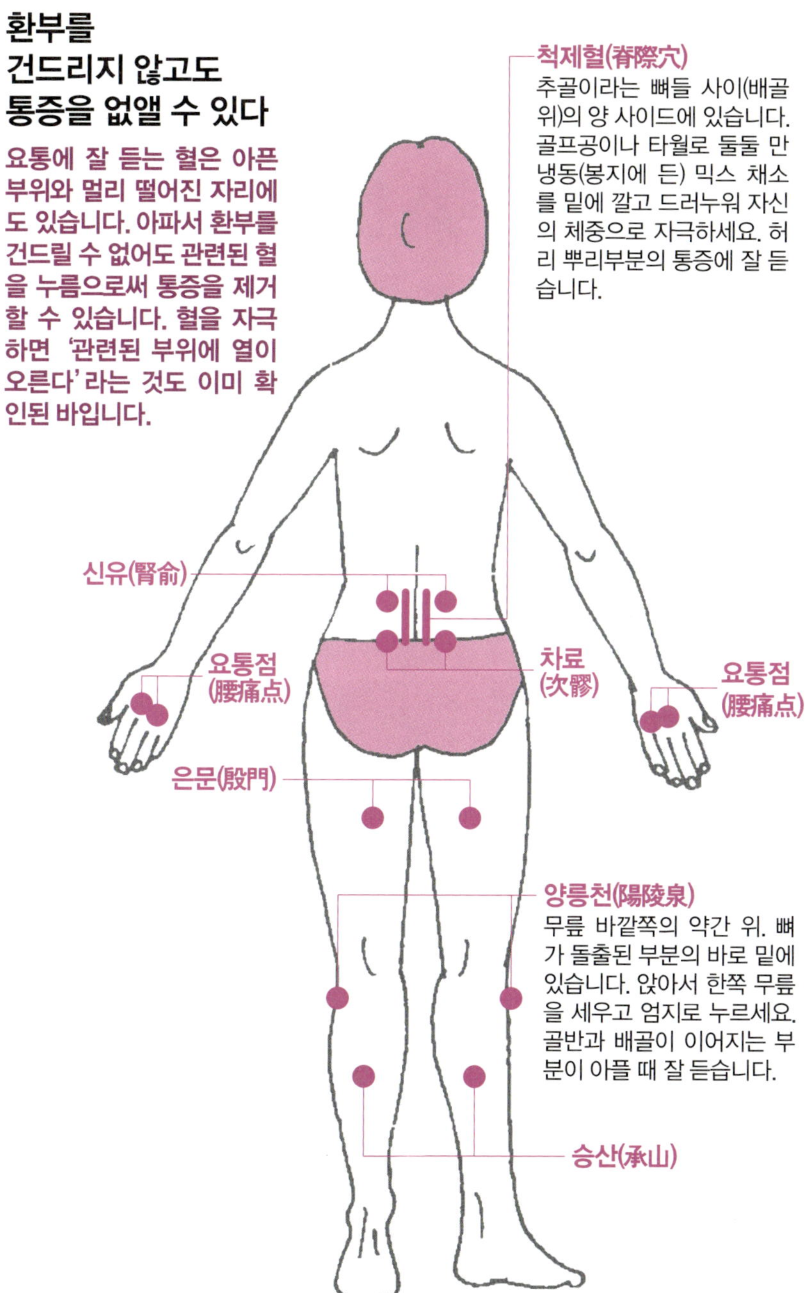

척제혈(脊際穴)
추골이라는 뼈들 사이(배골 위)의 양 사이드에 있습니다. 골프공이나 타월로 둘둘 만 냉동(봉지에 든) 믹스 채소를 밑에 깔고 드러누워 자신의 체중으로 자극하세요. 허리 뿌리부분의 통증에 잘 듣습니다.

양릉천(陽陵泉)
무릎 바깥쪽의 약간 위. 뼈가 돌출된 부분의 바로 밑에 있습니다. 앉아서 한쪽 무릎을 세우고 엄지로 누르세요. 골반과 배골이 이어지는 부분이 아플 때 잘 듣습니다.

경혈요법으로 통증을 제거한다

온냉요법으로 통증을 제거한다

마사지로 통증을 치료한다

몸을 움직이며 치료한다

키네시오 테이프로 통증을 제거한다

몸을 쉬어주며 치료한다

꾹, 꾹, 꾹, 혁, 혁의 다섯 박자

경혈요법 A to Z

손을 따뜻하게 예열해둔다

경혈요법을 시작하기 전에 양손을 서로 문지르거나 미지근한 온수에 담가서 손을 따뜻하게 덥혀두면 효과가 커집니다.

기본은 다섯 박자

혈에 손가락이 수직(90°)이 되도록 대고 힘을 주기 시작합니다. 힘을 주는 정도는 '아프다'라고 느끼기 직전, '기분 좋게 아픈' 세기가 가장 적당합니다.

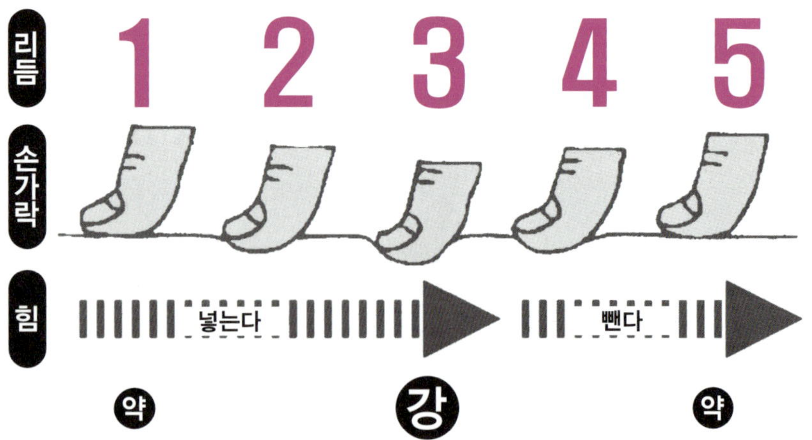

누른다(누르며 주무르기)

1·2·3의 리듬에 맞춰서 3에서 가장 힘을 세게 주고 4·5에서 힘을 뺍니다. 이것을 5~6번 반복하세요.

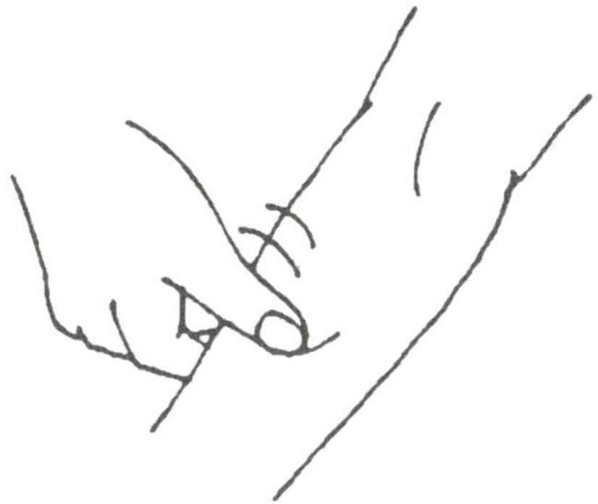

돌리며 밀어준다

엄지로 1~5의 리듬에 맞춰서 돌리며 꾹꾹 밀어줍니다. 이것도 1~3까지는 힘을 주고 4·5에서 힘을 뺍니다. 5~6번 반복하세요.

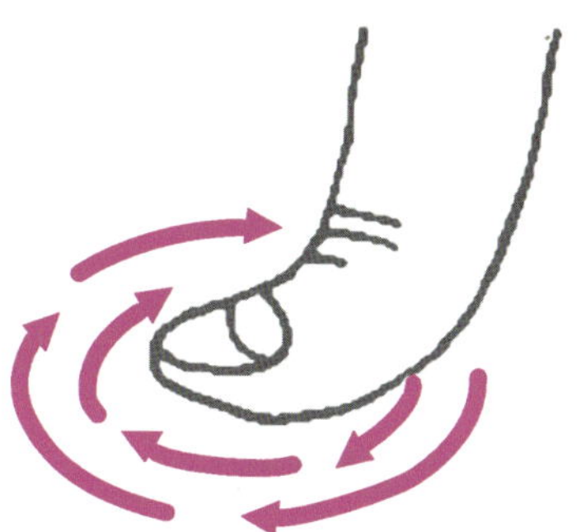

두드린다

주먹으로 가볍게 두드립니다. 대략 1분 정도를 기준으로 너무 힘주지 말고 하세요.

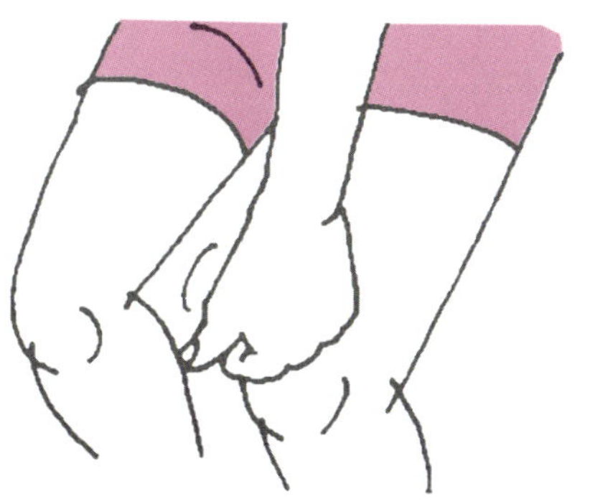

문지른다

손바닥을 이용해서 쓰다듬듯이 문지릅니다. 살이 뜨거워지면 힘을 너무 많이 준 것입니다. 따끈따끈한 느낌이 들 정도의 힘으로 문지르세요.

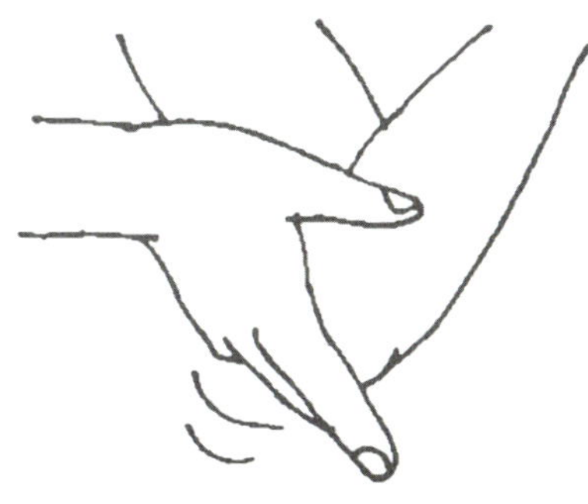

적당히 딱딱한 장소에서

부드러운 침대나 소파 위에서 하면 힘이 달아나 버립니다. 어느 정도 딱딱한 장소에서 배 밑에 베개나 쿠션을 깔고 하세요.

둘이서 호흡을 맞춰서

둘이서 호흡을 맞춥니다. 1~3까지 힘을 줄 때는 숨을 내쉬고, 4~5에서 힘을 뺄 때는 숨을 들이마십니다.

한 군데당 1분 정도

오랜 시간 자극하면 오히려 증상을 악화시킬 수도 있습니다. 한 군데당 1분 이내를 기준으로 삼으세요.

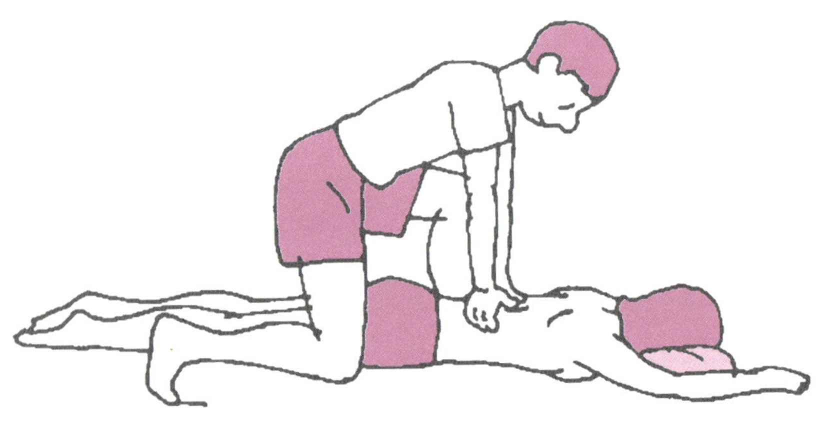

손가락을 혈에 수직으로 세워서 대고, 손가락 힘이 아니라 체중을 실어 누르세요. 상대방이 아파하지 않을 정도의 세기로 누릅니다.

부위에 따라 도구를 나눠 쓴다

가까운 곳에 굴러다니는 경혈요법 도구

혈 하면 손가락?

손가락으로 하는 경혈요법은 언제 어디서나 손쉽게 할 수 있고 피부를 상하게 하지 않으면서 안전하게 누를 수 있습니다. 더욱이 혈을 찾는 손가락과 처방하는 손가락이 같기 때문에 누르는 포인트를 정확하게 누를 수 있습니다. 누르는 손가락을 바꾸면 자극에 변화도 줄 수 있습니다. 엄지나 검지는 힘차게 누를 수 있고 혈을 수직으로 자극하기 쉬운 손가락입니다. 손바닥의 뿌리부분은 넓은 범위를 천천히, 부위에 따라서는 수직으로 누를 수도 있습니다. 하지만 손가락 끝보다 작은 혈은 자극하기 힘들고 몸의 뒷면에 혈이 있는 경우에는 부위에 따라 수직으로 누를 수 없는 곳도 있습니다. 이런 때는 가까운 곳에 있는 물건을 사용해 혈을 자극해 보세요. 손가락만 사용하는 것보다 효율적이고 효과적으로 혈을 누를 수 있습니다.

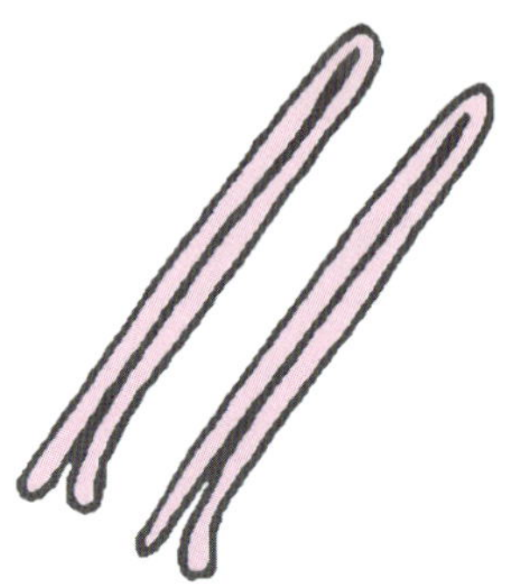

머리핀

●이런 효과를 얻을 수 있습니다
작은 혈도 혈만 콕 찍어 수직으로 누를 수 있다. 혈을 직접 자극할 수 있다.

●이 점은 주의
축이 가늘어서 미끄러지기 쉽다. 여러 번 하다 보면 손가락이 지친다.

쌀알과 테이프

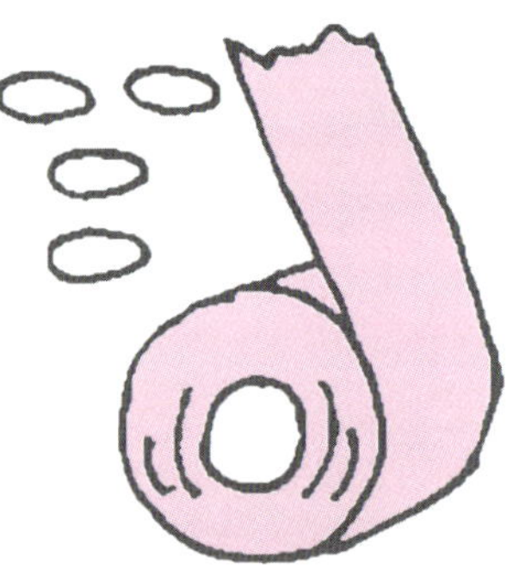

●이렇게 사용합니다
쌀알을 혈에 갖다 대고 반창고나 셀로판테이프로 붙인다.

●이런 효과를 얻을 수 있습니다
일정 시간 가벼운 자극을 줄 수 있다. 혈을 자극해주는 상태로 움직일 수 있다.

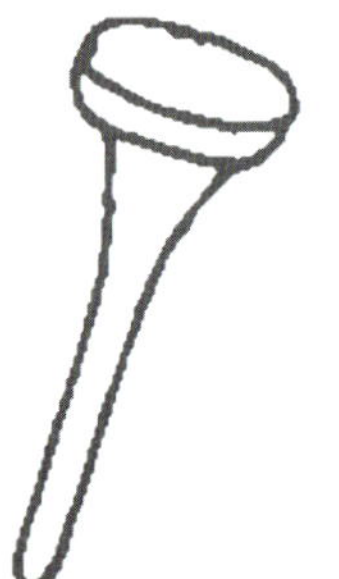

골프 티

●이런 효과를 얻을 수 있습니다
손으로 들기 편하다. 새끼손가락보다 더 작은 혈도 누를 수 있다.

●이 점은 주의
세게 누르면 피부를 다치게 할 가능성이 있다.

이쑤시개 다발(20개 정도)

●이런 효과를 얻을 수 있습니다
뾰족한 쪽의 강한 자극과 둥그런 쪽의 가벼운 자극 양쪽을 다 얻을 수 있다.

●이 점은 주의
작은 혈은 누르기 힘들다. 피부를 다치게 할 가능성이 있다.

작게 자른 파스

●이런 효과를 얻을 수 있습니다
가볍게 자극해준다. 혈을 자극해주는 상태
로 움직일 수 있다.

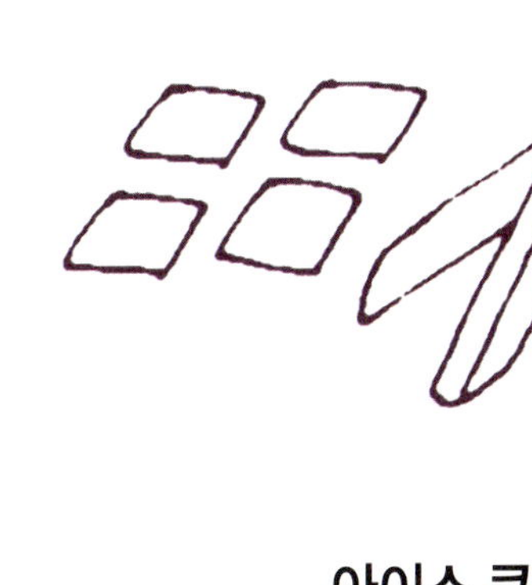

아이스 큐브

●이런 효과를 얻을 수 있습니다
냉찜질을 해주면서 혈을 누를
수 있다. 얼음 모서리를 이용해
작은 혈도 자극할 수 있다.

●이 점은 주의
반드시 거즈 등으로 잘 싸서 직
접 살에 닿지 않도록 한다.

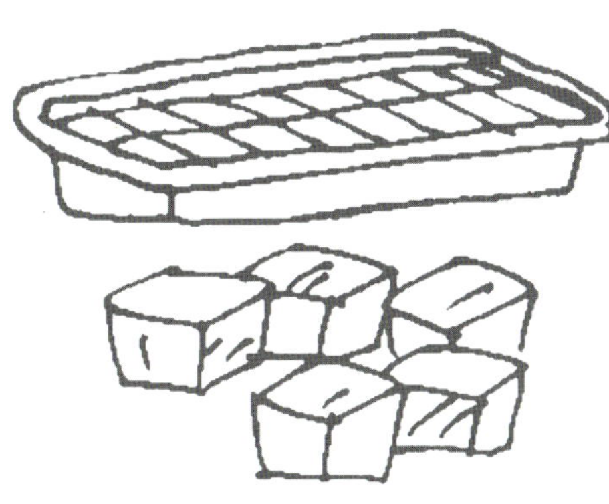

냉동 믹스 채소

●이런 효과를 얻을 수 있습니다
강약이 뒤섞인 변칙적인 자극을 얻
을 수 있다. 광범위한 범위를 한꺼
번에 자극할 수 있다.

●이 점은 주의
반드시 타월 등으로 잘 싸서 직접
살에 닿지 않도록 한다.

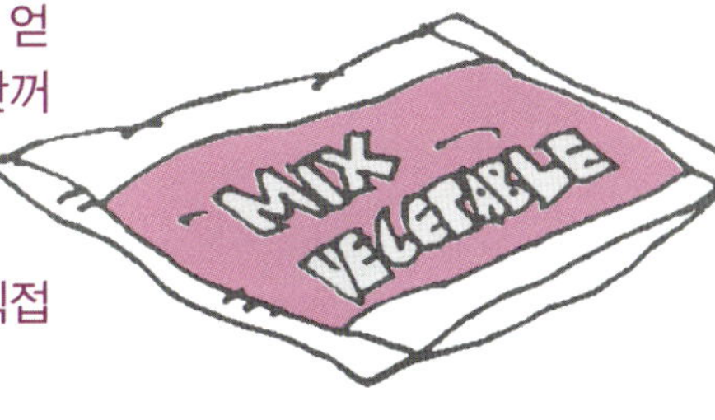

삐끗한 허리 같은
급작스러운 통증에

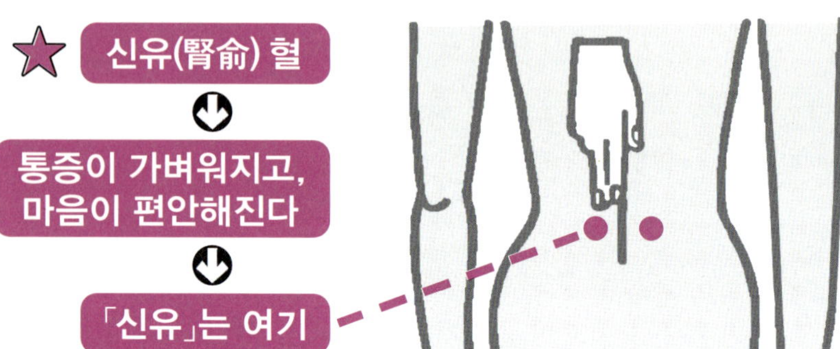

★ **신유(腎兪) 혈**

⬇

**통증이 가벼워지고,
마음이 편안해진다**

⬇

「신유」는 여기

이 도구를 쓰면 효과 2배

● **이쑤시개 다발**
피부가 상하지 않도록 가볍게 단시간 누른다.
● **아이스 큐브**
냉찜질 효과도 더해준다. 좀 오랫동안 눌러준다.
● **냉동 믹스 채소**
누르기도 하고 문지르기도 하면
다양한 각도와 세기로 자극할 수 있다.

**배꼽 바로 뒤, 배골 바로 위에
서 좌우로 손가락 2개 정도 떨
어진 곳**

이렇게 누른다

이렇게 누르는 방법도

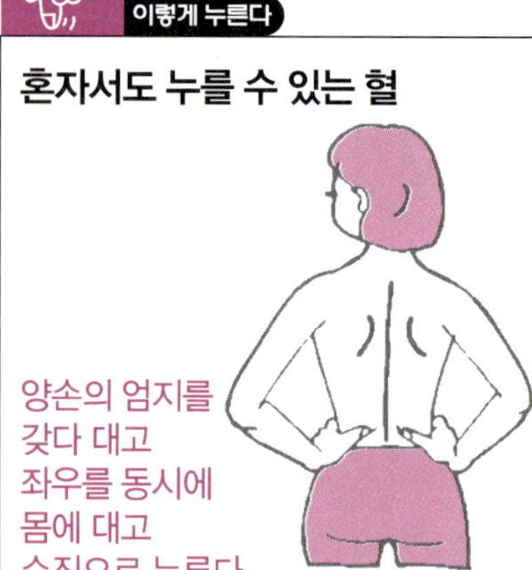

혼자서도 누를 수 있는 혈

양손의 엄지를
갖다 대고
좌우를 동시에
몸에 대고
수직으로 누른다.

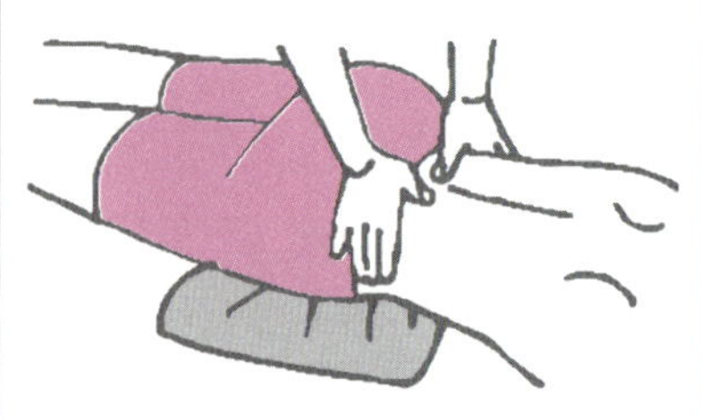

남이 눌러주는 경우에는 몸을
젖히지 말 것

몸이 젖혀지지 않도록
배에 쿠션 등을 깐다.

갑작스러운 심한 통증에

승산(承山) 혈

⬇

환부를 건드리지 않아도 통증이 편해진다

⬇

「승산」은 여기

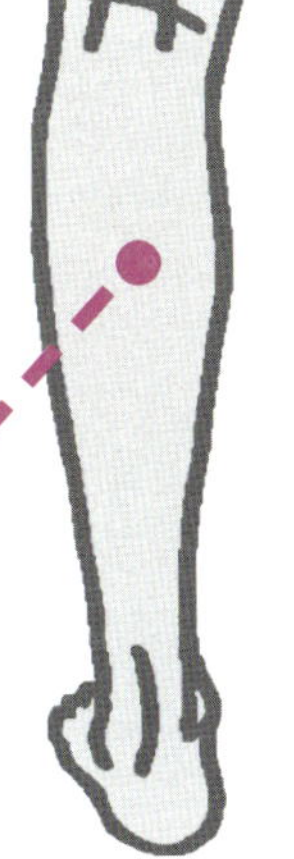
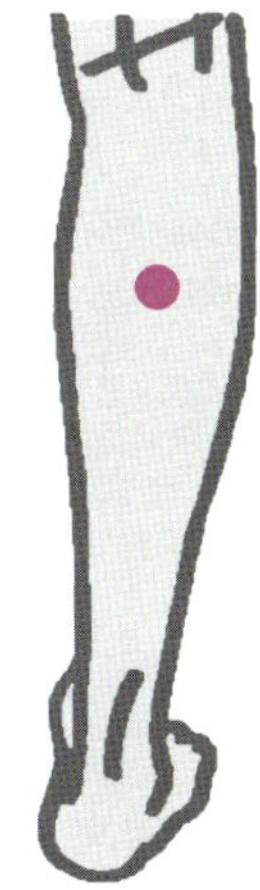

종아리의 좌우 양쪽, 다리의 힘줄에서 불룩한 근육으로 바뀌는 곳

이 도구를 쓰면 효과 2배

● 쌀알
테이프로 붙여두기만 하면 움직이면서도 자극할 수 있다.

● 머리핀이나 골프 티
아프지 않은 정도의 세기로 오랫동안 누른다.

이렇게 누른다

환부를 직접 건드리지 않아도 통증이 가신다

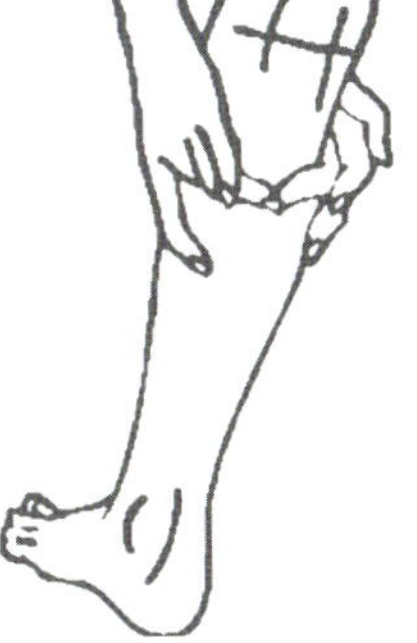

양손으로
종아리를
감싸듯이
반복적으로
누른다.

이렇게 누르는 방법도

아파서 허리가 구부러지지 않으면

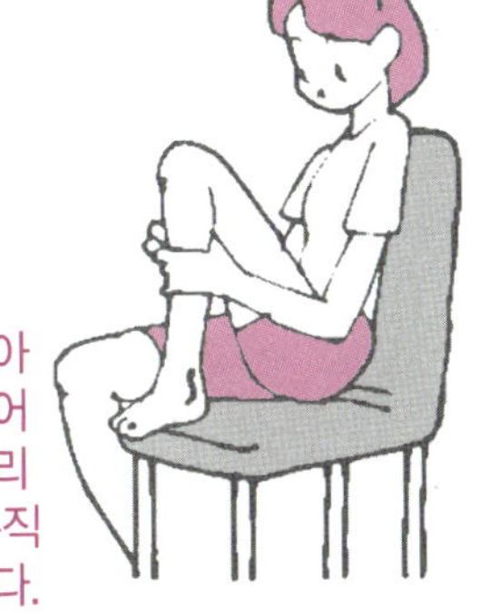

의자에 앉아
다리를 들어
올려 종아리
에 대고 수직
으로 누른다.

허리의 위화감부터 통증까지 전반적으로

요통점(腰痛点) 혈

언제 어디서나 간편하게
누를 수 있다

「요통점」은 여기

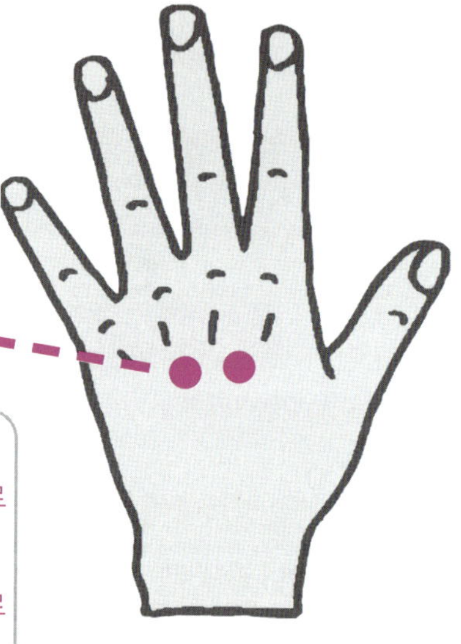

손등의 검지와 중지, 약지와 중지, 각각의 뼈 사이

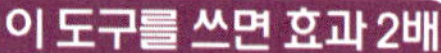

이 도구를 쓰면 효과 2배

●볼펜 뒷부분
아프지 않은 정도의 세기로 1분간 반복적으로 누른다.

●머리핀이나 골프 티
아프지 않은 정도의 세기로 1분간 반복적으로 누른다. 살이 다치기 쉬우므로 주의할 것.

●쌀알
통증이 심하면 테이프로 붙여서 항상 자극한다.

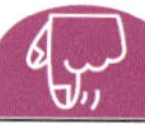
이렇게 누른다

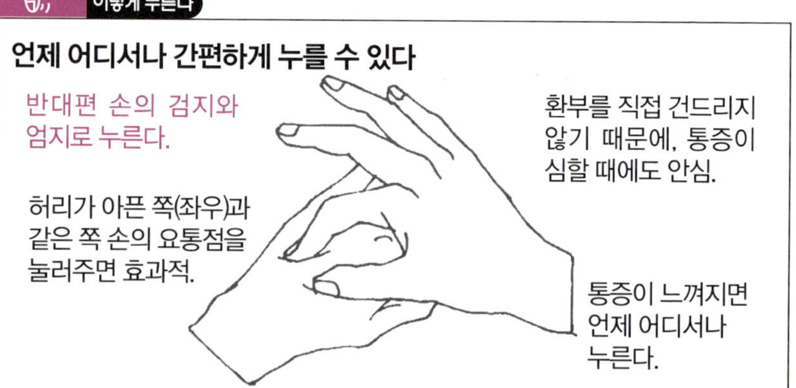

언제 어디서나 간편하게 누를 수 있다

반대편 손의 검지와 엄지로 누른다.

허리가 아픈 쪽(좌우)과 같은 쪽 손의 요통점을 눌러주면 효과적.

환부를 직접 건드리지 않기 때문에, 통증이 심할 때에도 안심.

통증이 느껴지면 언제 어디서나 누른다.

데스크워크 등으로 인한 뼈근함에

 임읍(臨泣) 혈

통증 때문에 움직일
수 없어도 누를 수 있다

「임읍」은 여기

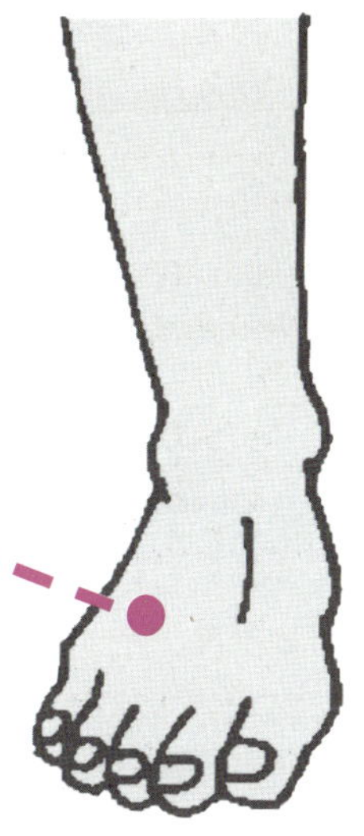

**발등, 약지와 새끼발가락
사이의 뼈가 교차되는 곳**

이 도구를 쓰면 효과 2배

●머리핀이나 골프 티
약간 세게 누르면 효과가 있다. 살이 다치기 쉬우므로 주의할 것.

●쌀알
통증이 심하면 테이프로 붙여서 항상 자극한다.

●작게 자른 파스
정신적인 효과도 크고 혈을 가볍게 자극할 수 있다.

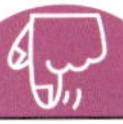 이렇게 누른다

통증이 심할 때도
바로 움직일 수 있게 된다

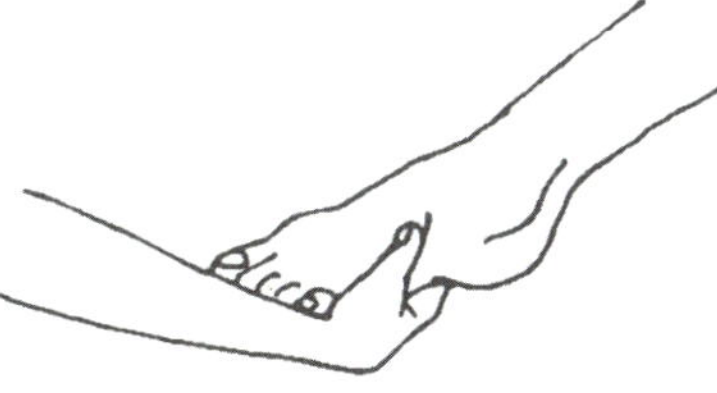

움직일 수 없는 통증이라도 남이 세게
눌러주기만 하면 통증이 가벼워진다.

 이렇게 누르는 방법도

뼈근함이나
가벼운 통증에도
잘 듣는다

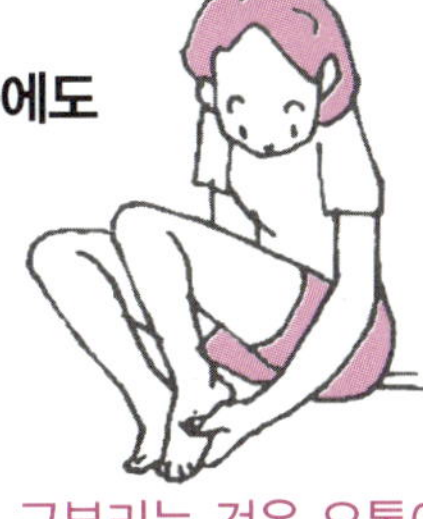

몸을 앞으로 구부리는 것은 요통이
있어도 쉽게 취할 수 있는 자세. 가
벼운 통증이나 뼈근함에도 효과가
있다.

좀처럼 사라지지 않은 가벼운 통증에

해계(解谿) 혈

⬇

강한 자극으로 통증을 완치

⬇

「해계」는 여기

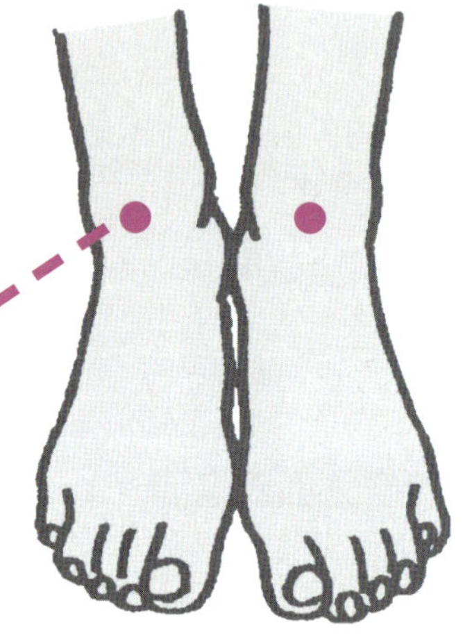

복사뼈 근처. 안쪽 복사뼈와 바깥쪽 복사뼈를 연결하는 선 에서 약간 아래

이 도구를 쓰면 효과 2배

●자기 손가락
편하게 앞으로 기운 자세를 취할 수 있어 가장 적합하다.

●이쑤시개 다발
살이 다치지 않을 정도로 가볍게 자극한다.

●건전지
플러스 쪽 돌기로 조금 오랫동안 세게 눌러주면 효과적.

 이렇게 누른다

목욕 후에 해주면 효과적

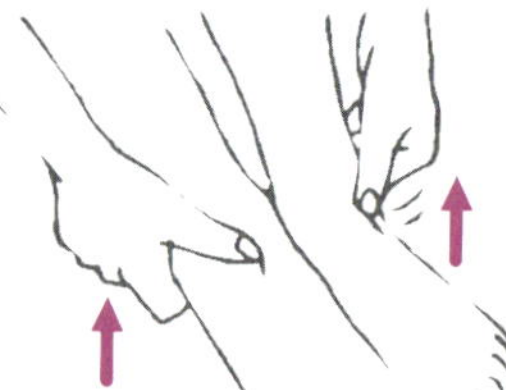

혈에 엄지를 갖다 대고 다른 손가락으로 발목을 붙잡듯이 잡아 들어올린다.

이렇게 누르는 방법도

좌우 동시에 세게, 길게

혈을 세게 눌러주면서 발가락 끝을 들어올렸다, 바닥에 내려놨다를 반복한다. 발꿈치가 뜨지 않도록 주의한다.

냉증이나 허리가
뻐근할 때

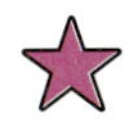

오추(五樞) 혈

⬇

통증 해소는 물론이고
예방도 된다

⬇

「오추」는 여기

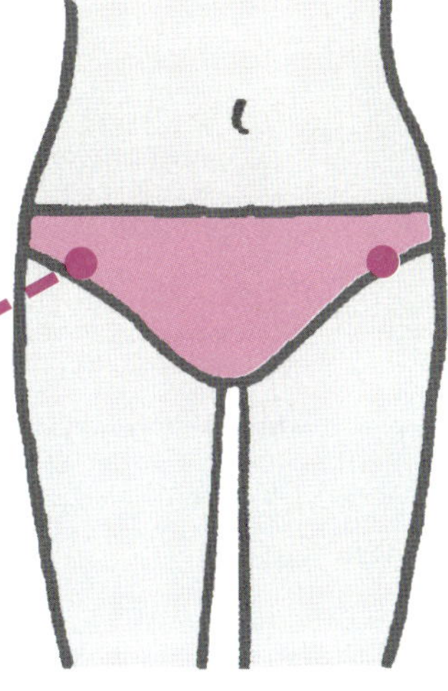

골반 앞쪽의 돌출된 곳

이 도구를 쓰면 효과 2배

●엄지의 살 부분
광범위한 부위를 세게 눌러줄 때는 손가락이 가장 적합하다.

●이쑤시개 다발 뒤쪽
너무 세게 눌러서 피부가 상하지 않도록 주의.

●골프공
빙글빙글 돌리면서 조금 세게 누른다.

 이렇게 누른다

반드시 좌우 혈을 동시에 누른다

드러누워서 양손의
엄지로 좌우 동시에
넓은 범위를 강하게
눌러달라고 한다.

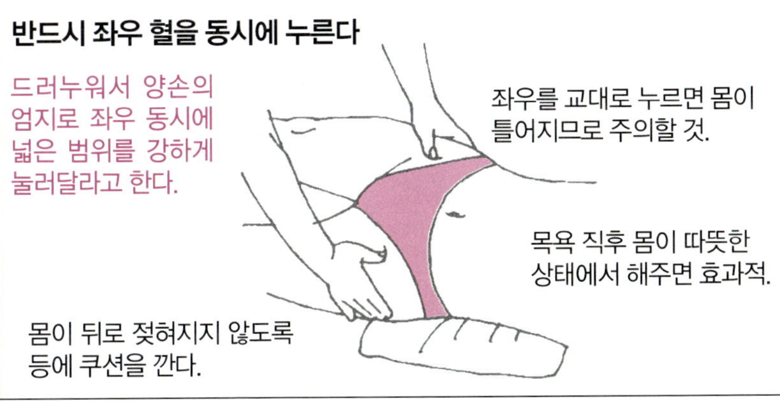

좌우를 교대로 누르면 몸이
틀어지므로 주의할 것.

목욕 직후 몸이 따뜻한
상태에서 해주면 효과적.

몸이 뒤로 젖혀지지 않도록
등에 쿠션을 깐다.

나이 때문에 오는 통증에는

★ 은문(殷門)과 차료(次髎) 혈

⬇

뼈의 변형에서 오는 통증을 제거한다

⬇

「은문」과 「차료」는 여기

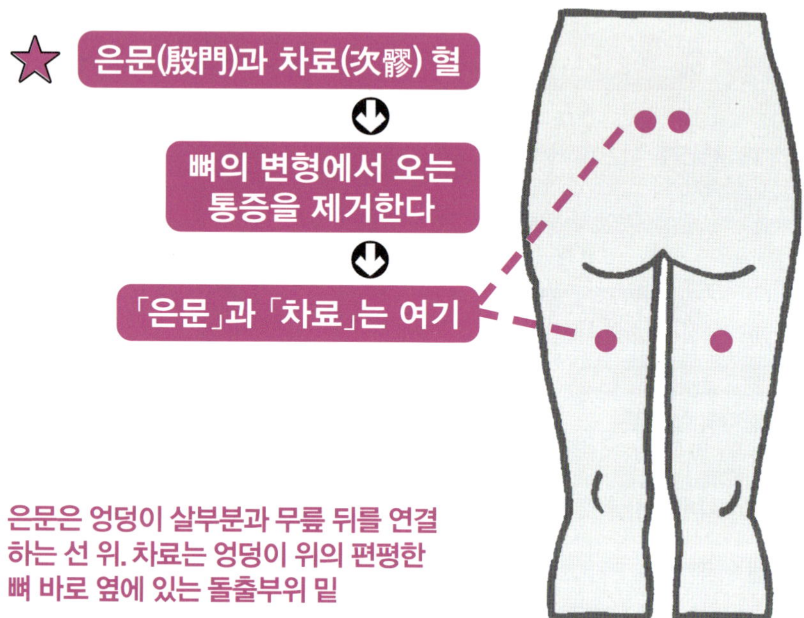

은문은 엉덩이 살부분과 무릎 뒤를 연결하는 선 위. 차료는 엉덩이 위의 편평한 뼈 바로 옆에 있는 돌출부위 밑

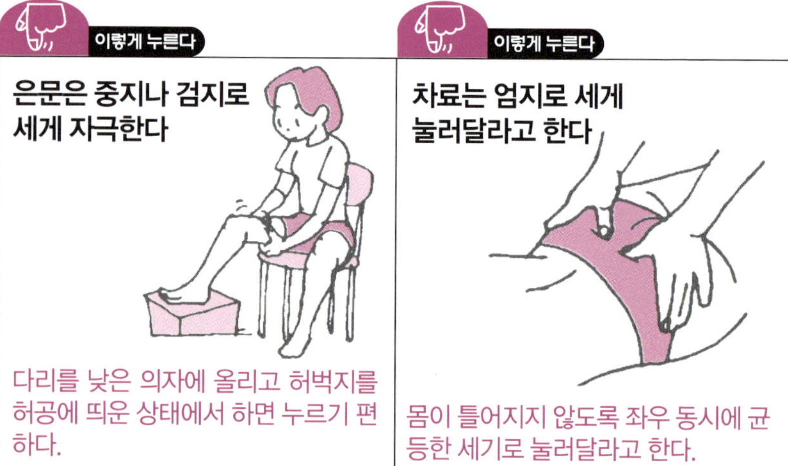

다리를 낮은 의자에 올리고 허벅지를 허공에 띄운 상태에서 하면 누르기 편하다.

몸이 틀어지지 않도록 좌우 동시에 균등한 세기로 눌러달라고 한다.

여성 특유의 생리통에는

 **삼음교(三陰交) 혈**

몸의 냉증을 치료하고 생리통도 가벼워진다

「삼음교」는 여기

이 도구를 쓰면 효과 2배

● **뭐든지 효과가 있다**

이제까지 거론한 그 어떤 도구도 효과가 있다. 도구별로 센 자극, 가벼운 자극으로 변화를 줄 수 있다.

● **3일 전부터는 쌀알**

생리가 시작되기 3일 전부터 쌀알을 붙여두면 몸이 편해진다.

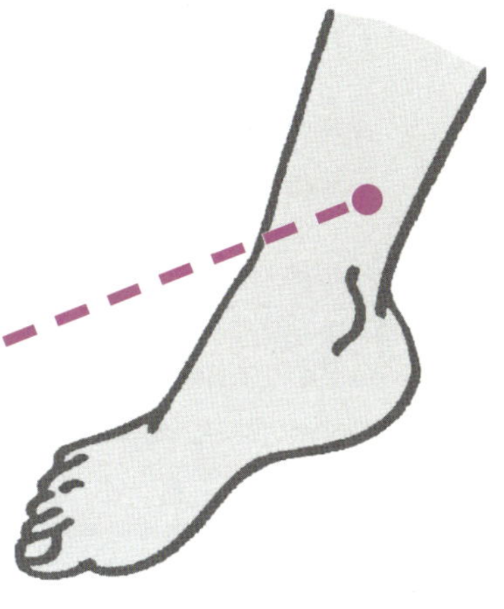

새끼손가락을 안쪽 복사뼈에 댔을 때 손가락 4개 위

 **이렇게 누른다**

'기분 좋게 아픈 정도'가 딱 좋다

엄지를 혈에 갖다 대고 정강이를 꼬집는 듯한 느낌으로 강하게 자극해준다.

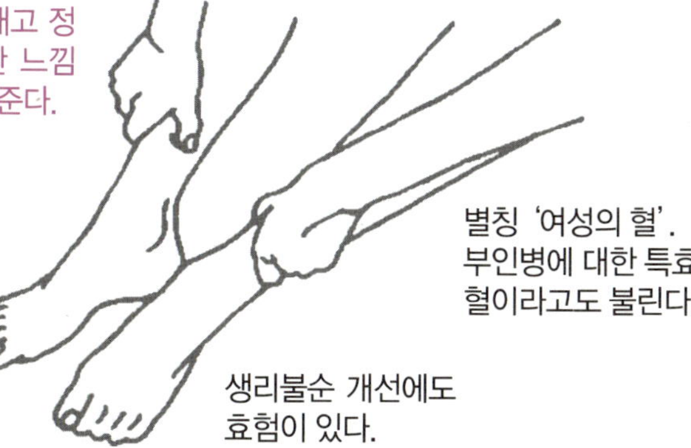

별칭 '여성의 혈'. 부인병에 대한 특효 혈이라고도 불린다.

자극한 후에 드라이어나 손난로로 따뜻하게 해주면 더욱 효과적이다.

생리불순 개선에도 효험이 있다.

경혈요법으로 통증을 제거한다

온냉요법으로 통증을 제거한다

마사지로 통증을 치료한다

몸을 움직이며 치료한다

키네시오 테이프로 통증을 제거한다

몸을 쉬어주며 치료한다

허리의 뭉근한 통증과 냉증, 생리통에

 **족삼리(足三里) 혈**

⬇

하반신의 뻐근함이나 붓기를 동반하는 요통에

⬇

「족삼리」는 여기

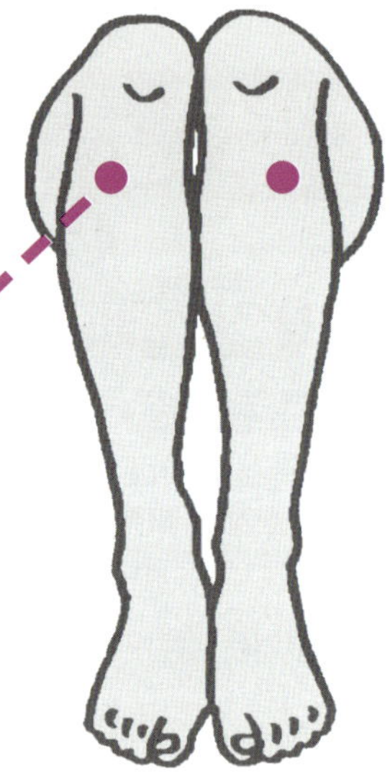

무릎 밑에서 손가락 4개 정도 아랫부분

이 도구를 쓰면 효과 2배

●**뭐든지 효과가 있다**

이제까지 거론한 그 어떤 도구도 효과가 있다. 도구별로 센 자극, 가벼운 자극으로 변화를 줄 수 있다.

●**위험이 느껴지면 쌀알**

위화감이 들거나 뭉근한 통증이 밀려온다 싶으면 바로 쌀알을 붙인다.

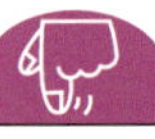 **이렇게 누른다**

앉아서 천천히

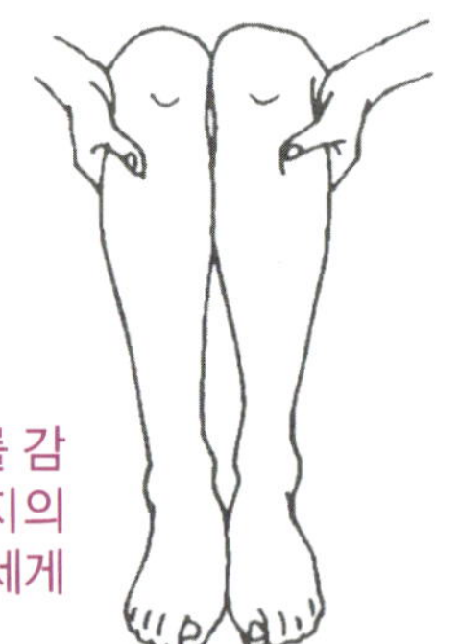

앉아서 다리를 감 싸 안고 엄지의 살 부분으로 세게 자극한다.

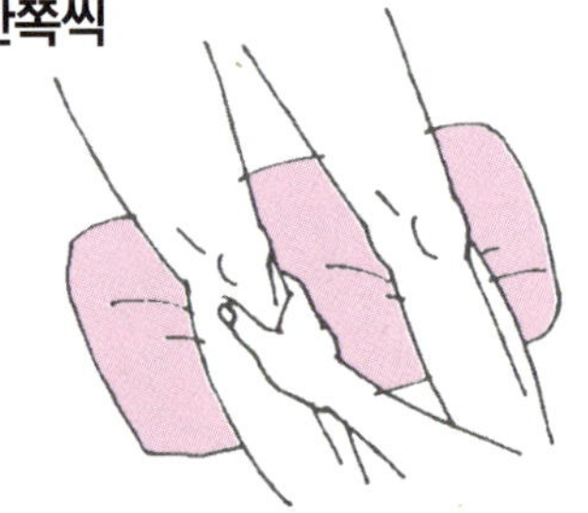 **이렇게 누르는 방법도**

양쪽 허리에 통증이 있어도 한쪽씩

양쪽 허리에 통증이 있어도 다리는 한쪽씩, 좌우 교대로 눌러달라고 한다.

요통의 재발이 두려울 때

 **풍시(風市) 혈**

⬇

요통 예방에 효과적

⬇

「풍시」는 여기

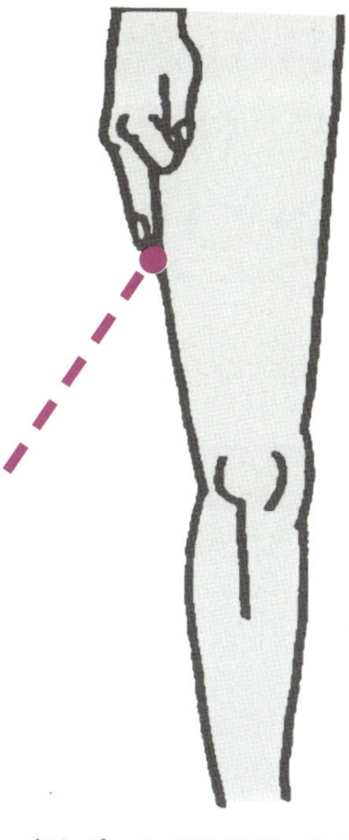

'차렷' 자세를 했을 때 중지 끝이 닿는 자리

이 도구를 쓰면 효과 2배

● **머리핀이나 골프 티**
피부가 아프지 않을 정도로 힘을 주어 세게 민다.

● **이쑤시개 다발**
너무 세게 눌러서 피부가 다치지 않도록 주의.

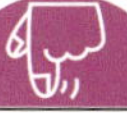 **이렇게 누른다**

서서 일할 때도 누를 수 있는 혈

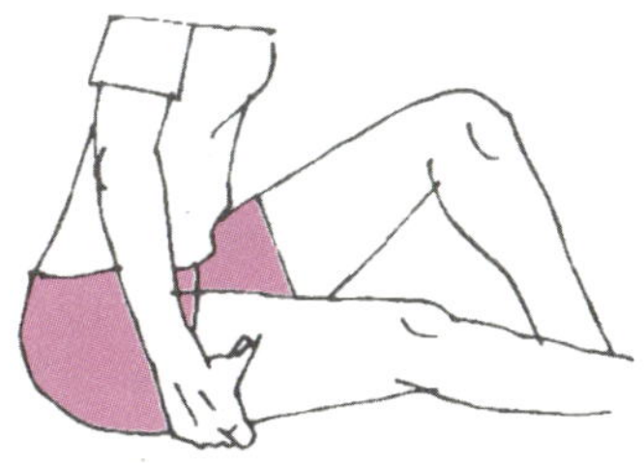

서있는 채로 누를 수도 있지만 계속 누르다 보면 혈에서 벗어나기 쉬우니 주의해야 된다. 앉는 경우에는 다리를 펴고 엄지로 세게 누른다.

 **이렇게 누르는 방법도**

주위도 한꺼번에 자극한다

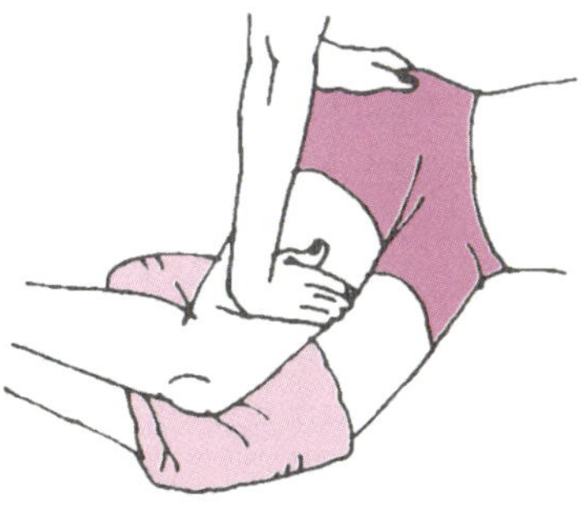

엄지 뿌리 부분의 두툼한 부분으로 세게, 천천히 자극한다.

한도도, 한계도 스스로 알 수 있다

온냉요법의 방법과 효과

목적 체온을 조절하여 증상을 억제한다.

따뜻하게 해주면 효과적인 증상

- 근육피로에서 오는 통증이나 뻐근함
- 몸의 냉증이 원인인 뻐근함과 묵직함
- 혈액 흐름이 나쁜 데서 오는 묵직함과 저림 현상

이것으로 따뜻하게 해준다

- 손난로 ● 곤약 파스 ● 족욕 ● 목욕 ● 스팀타월

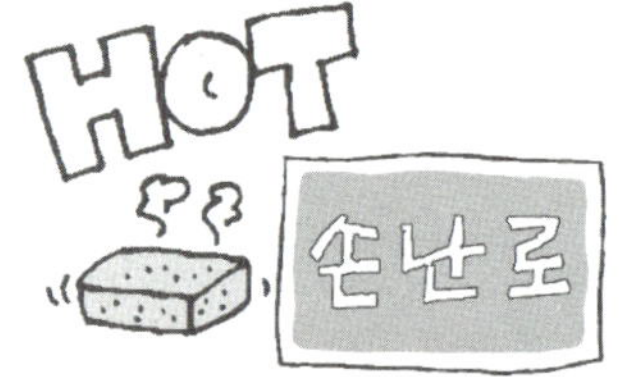

한마디 더

**따뜻하게 해줄 때는
이 점을 주의**

- 도구를 사용할 때는 피부에 직접 대지 않는다.
- 장시간 대고 있으면 저온 화상의 우려가 있다.
- 따뜻하게 해준 뒤에 몸이 냉해지지 않도록 한다.

차갑게 해주면 효과적인 증상

- 부위와 상관없이 갑작스러운 통증
- 염증에서 오는 붓기나 부종

이것으로 차갑게 해준다

- 캔 음료
- 파스
- 비닐봉지에 넣은 얼음

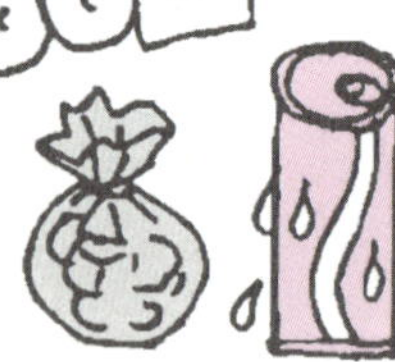

한마디 더

**차갑게 해줄 때는
이 점을 주의**

- 도구를 사용할 때는 피부에 직접 대지 않는다.
- 너무 차갑게 하면 혈액순환이 나빠진다. 대략 15분까지.
- 차갑게 해준 뒤에는 몸을 닦아 젖은 채로 놔두지 않는다.

따뜻하게 해주면 이렇게 낫는다

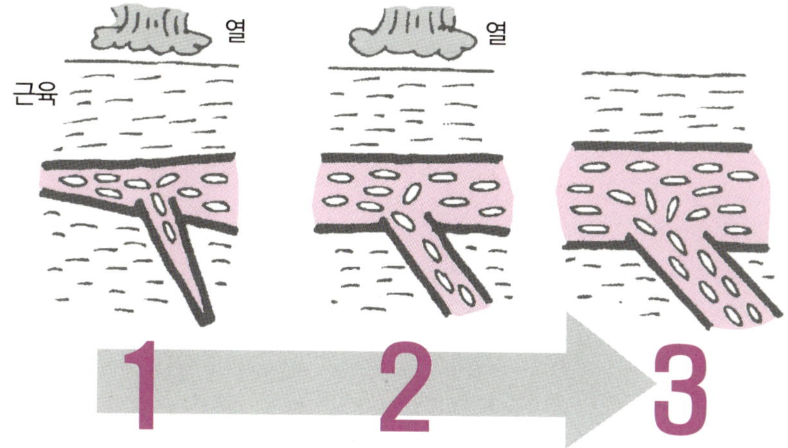

1. 냉증으로 수축된 혈관이 따뜻해지면서 벌어진다.
2. 몸의 말단이나 모세혈관에도 혈액이 골고루 퍼진다.
3. 혈액이 몸을 돌고 돌아 근육이 풀린다.

차갑게 해주면 이렇게 낫는다

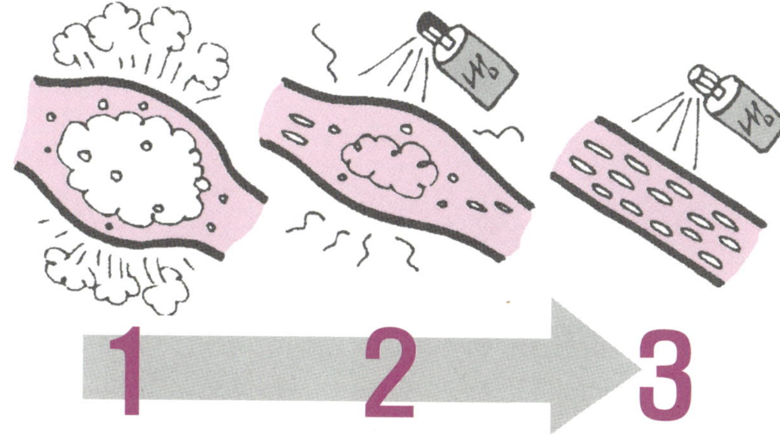

1. 다친 부위가 염증 때문에 열이 난다.
2. 차갑게 식혀준 부위의 혈관이 수축되면서 붓기가 빠진다.
3. 본래의 온도로 돌아가도록 혈관이 벌어지고 혈액순환이 좋아진다.

허리 전체의 통증이나 뭉침에

이래서 증기 온열요법이 좋다
- 혈액 안에 쌓인 통증의 원인을 밀어 흘려보낸다.
- 간편하게 덥혀줄 수 있다.
- 장시간 따뜻해서 릴랙스 효과도 쉽게 얻을 수 있다.

이 점은 주의
- 취침할 때는 벗겨지기 쉬우므로 사용하지 않는다.
- 피부가 약한 사람은 피부가 상할 수도 있다.
- 열, 붓기 등의 염증이 있는 부위는 붓기나 통증이 악화될 가능성
  이 있다.
- 설명서에 적힌 사용상 주의사항을 지킨다.

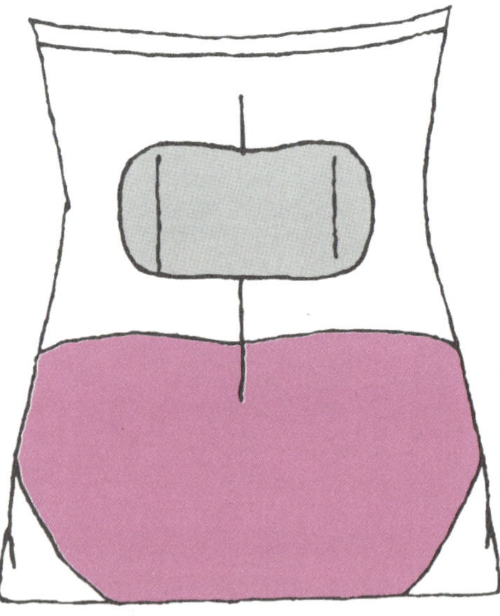

이런 식으로 따뜻하게

뭉친 허리에 붙인다

시트를 붙이기 전에 붙일 위치를 결정합니다. 온열이 5~8시간 지속되며 통증이 완화됩니다.

한마디 더

살에 직접 붙이는 타입과 폭넓게 따뜻하게 해줄 수 있는 벨트에 넣어 쓰는 '요복용(腰腹用) 와이드시트'도 있습니다.

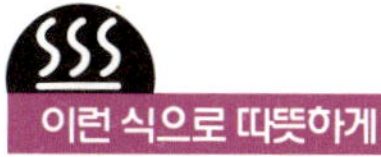

배에 붙인다

발열이 끝나면 바로 떼어내세요. 시트를 붙인 채로 다니면 쓸리거나 짓물러서 살이 빨개질 수도 있습니다.

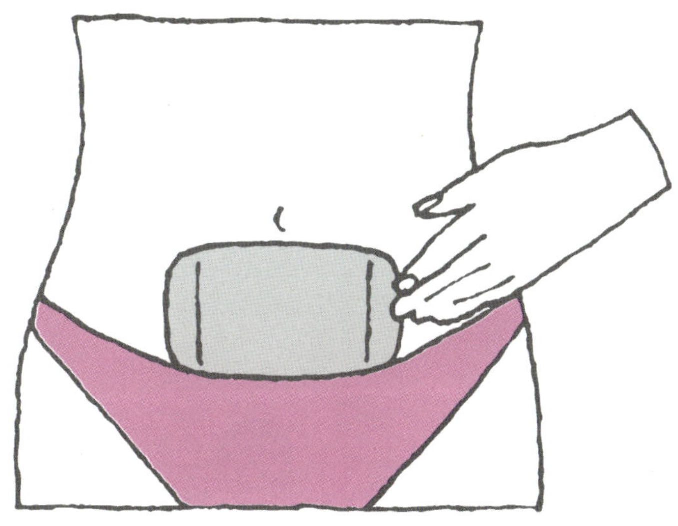

살에서 떼어낼 때는 시트의 가장자리를 뒤집어 조금씩 천천히 벗기세요. 단번에 쫙 떼어내거나 잡아당기면 피부에 부담이 갑니다.

경혈요법으로 통증을 제거한다

온냉요법으로 통증을 제거한다

마사지로 통증을 치료한다

몸을 움직이며 치료한다

키네시오 테이프로 통증을 제거한다

몸을 쉬어주며 치료한다

허리에 통증이 있어도 쉴 수 없을 때

손난로를 붙여 따뜻하게 해준다

→

장시간 따뜻하게 해줄 수 있다
붙인 채로 움직일 수 있고

이래서 손난로 요법이 좋다

- 붙이는 것만으로 따뜻하게 해주면서 움직일 수 있다.
- 1회용 손난로라면 뒤처리는 버리기만 하면 끝!
- 냉증에서 오는 통증이나 몸이 굳어있는 사람에게 적합하다.

이 점은 주의

- 저온 화상을 입지 않도록 때때로 피부 온도를 확인
- 살에 직접 붙이지 말고 옷이나 타월 위에 붙인다.
- 벗기고 난 후 체온이 급격하게 내려가므로 옷을 많이 껴입어 냉해지지 않도록 한다.

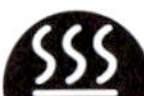

이런 식으로 따뜻하게

최소 2장, 가능하다면 4장

옷 위에 직접 붙일 수 있는 손난로를 권장합니다.

이런 식으로 따뜻하게

배에는 2장

배꼽까지 따뜻해지지 않도록 주의하고 옷 위에 붙이세요.

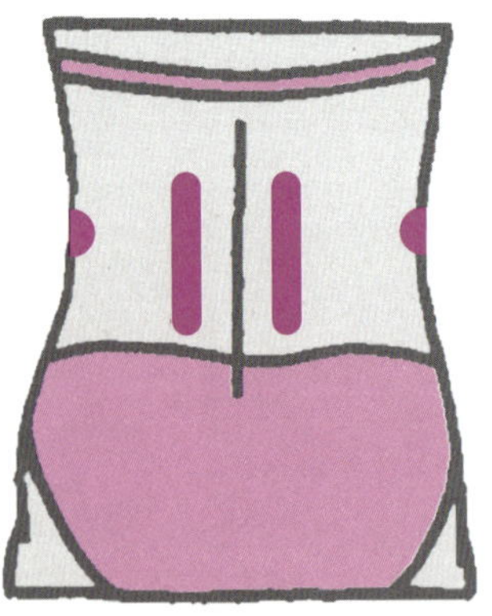

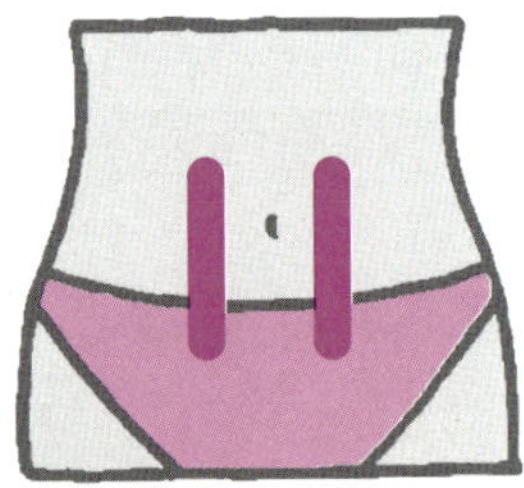

 **한마디 더**

손난로는 스타킹이나 타월로 감아두면 벗겨지지 않도록 고정시킬 수 있습니다.

여름철 더울 때도

더울 때도 손으로 허리를 만져봐서 그 온기가 기분 좋게 느껴지면 따뜻하게 해주는 것이 효과적입니다.

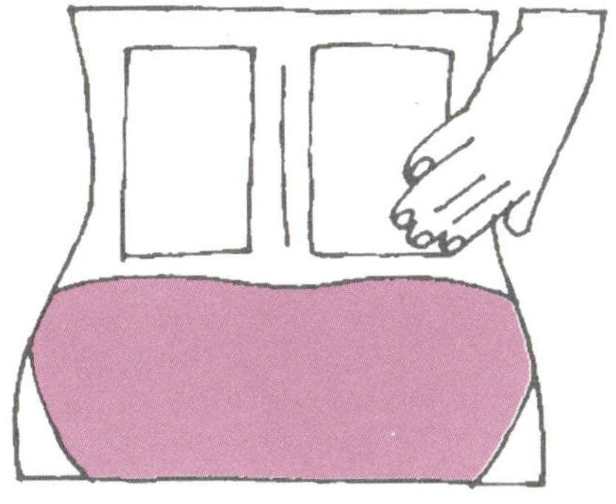

 **한마디 더**

더울 때 손의 온기가 기분 좋게 느껴지는 것은 반대로 허리가 냉해져 있기 때문입니다.

 **이런 식으로 따뜻하게**

*고타츠를 대신 사용. 허리의 옆을 따뜻하게 해준다

20분 동안 들어가 있으면서 덥지 않은 온도로 조절한 다음 옆구리 좌우를 각각 7~8분간 따뜻하게 해주세요.

 **한마디 더**

양쪽을 합쳐 20분 정도 해주면 효과가 나타납니다.

*천판 밑에 난방장치가 들어있는 탁상

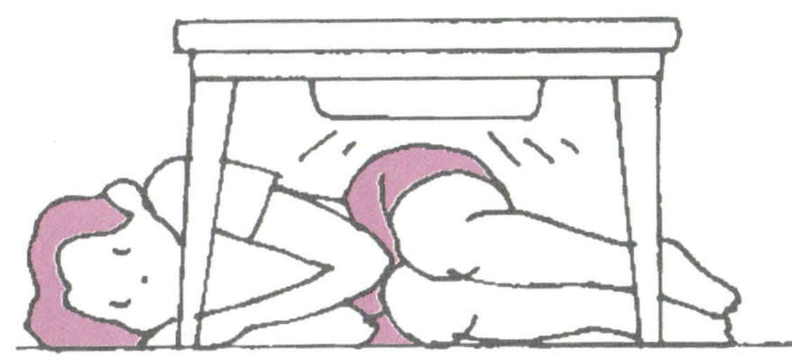

고타츠를 대신 사용. 허리부터 등까지 따뜻하게 해준다.

7~8분간 따뜻하게 해줍니다. 벨트의 금속 등은 화상의 원인이 되므로 풀어주세요.

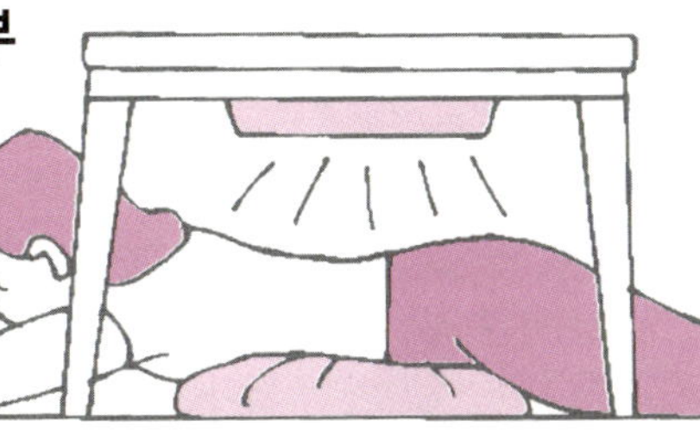

만성적인 허리의 뼈근함과 묵직함

이래서 스팀타월이 좋다

● 스스로 온도를 조절할 수 있다.
● 몸의 심지부터 따뜻해지며 통증이 가신다.
● 정신적인 릴랙스 효과가 있다.

이 점은 주의

● 환부에 직접 대지 않는다.
● 타월을 너무 많이 짜지 않는다.
● 타월을 넣은 비닐봉지의 주둥이는 열어둔다.
● 따뜻하게 했는데 통증이 커질 때는 바로 중단한다.
● 1번은 약 15분 정도에 끝나므로 2번을 반복해도 좋다.

스팀타월 만드는 법

1

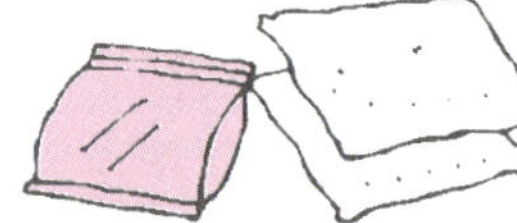

마른 핸드타월 2장과 비닐봉지 1장을 준비하세요.

2

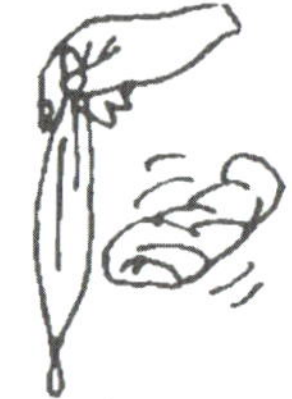

타월을 1장 적셔서 가볍게 짜세요. 타월의 모서리를 잡았을 때 가볍게 물이 뚝뚝 떨어지는 정도가 딱 알맞게 적신 것입니다.

3

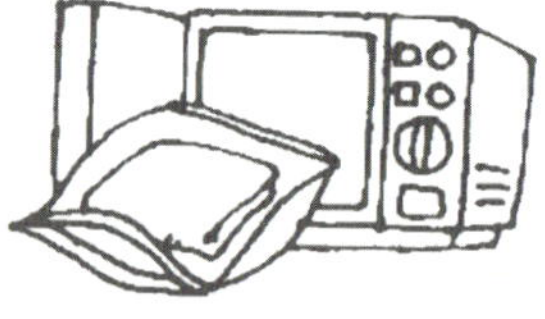

젖은 타월을 비닐봉지에 넣어서 전자레인지로 1분간 데우세요. 이때 비닐봉지의 주둥이는 열어둬야 됩니다.

4

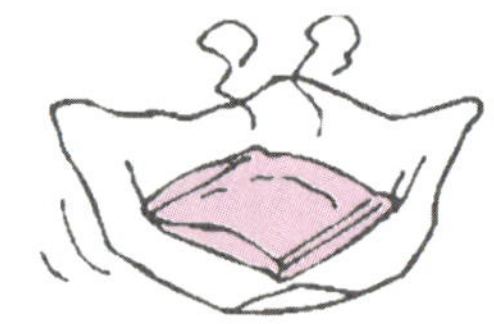

비닐봉지에 넣은 상태로 마른 타월로 싸주세요. 겹치는 타월 개수로 온도를 조절합니다.

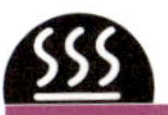

타월은 허리 라인 뒤에

허리 라인 뒤쪽의 허리 중심에 타월이 오도록 붙이세요.

낡은 스타킹이나 목욕 타월로 묶어두면 몸을 따뜻하게 해주면서 움직일 수 있습니다.

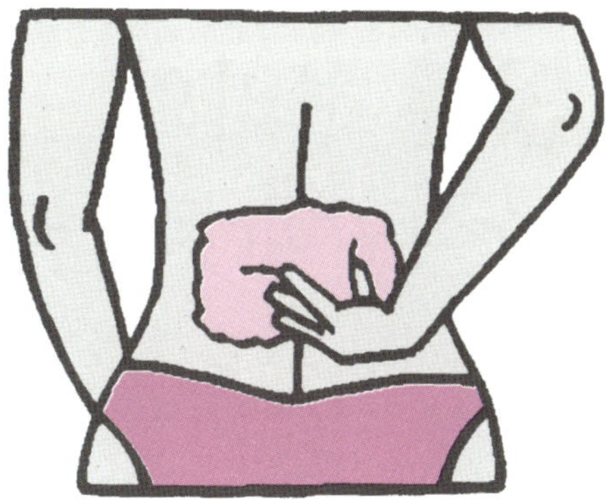

반듯이 드러누워서 10분

밑에 스팀타월을 깔고 머리와 엉덩이 밑에 쿠션을 깐 후, 10분가량 반듯이 드러누우세요.

한쪽 허리의 통증이 강하면 반듯이 누운 다음 아픈 쪽 허리가 밑으로 오도록 옆으로 돌아 7분 가량 누워 계세요.

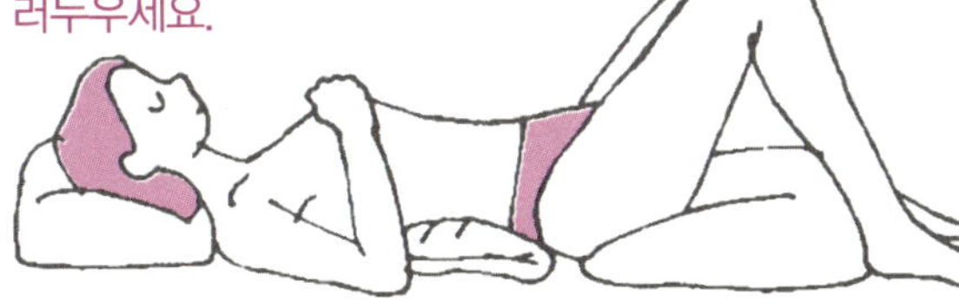

남은 열을 이용해 4분 더

엉덩이에 열기가 남은 스팀 타월을 갖다 대면 저림 현상이나 뻐근함에 효과적입니다.

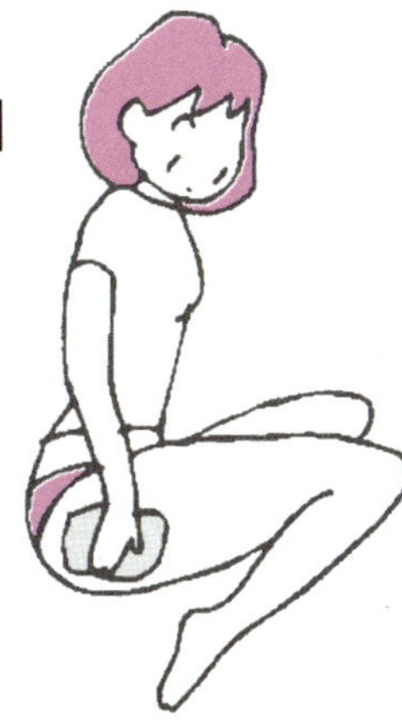

경혈요법으로 통증을 제거한다

온냉요법으로 통증을 제거한다

마사지로 통증을 치료한다

몸을 움직이며 치료한다

키네시오 테이프로 통증을 제거한다

몸을 쉬어주며 치료한다

통증이 잘 가시지 않는 허리의 묵직함과 뻐근함

이래서 곤약 파스가 좋다
● 몸을 심지부터 따뜻하게 해준다.
● 다시 데워서 반복적으로 사용할 수 있다.
● 차갑게 만들면 반대 방식으로도 사용할 수 있다.

이 점은 주의
● 반듯이 드러누운 상태에 갖다 대면 몸의 압박으로 온도가 과하게 침투한 나머지 화상을 입게 된다.
● 환부에 직접 대지 말고 타월로 감싼다.
● 오래된 곤약은 버린다.

곤약 파스 만드는 방법

1
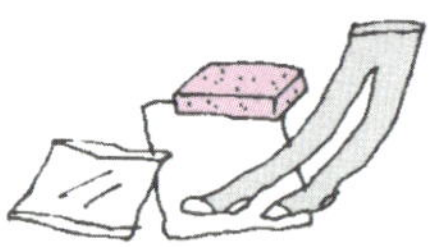
곤약, 타월, 스타킹, 투명봉지를 각각 2개씩 준비하세요.

2
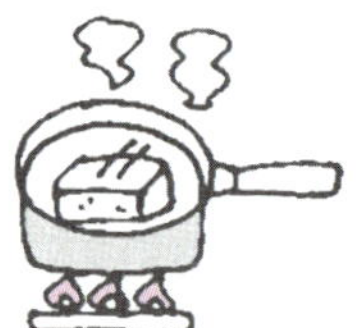
냄비에 곤약 전체가 잠길 정도로 물을 넣고 가열하세요. 팔팔 끓고 나면 약불로 10분 정도 더 끓입니다.

3
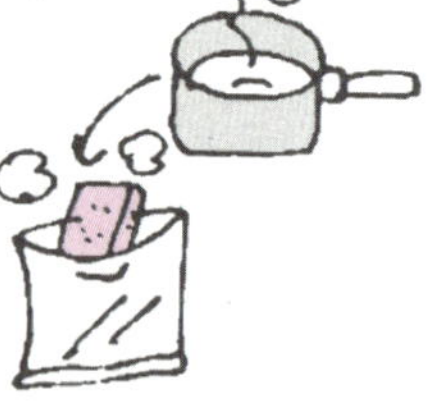
뜨거운 물을 뺀 곤약을 투명봉지에 넣고 봉지에 공기가 남지 않도록 잘 싸세요. 뜨거우므로 화상에 주의하세요.

4
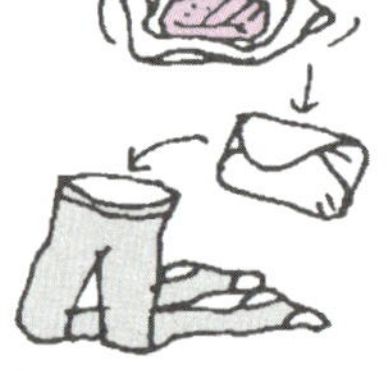
투명봉지를 각각 타월로 잘 싸세요. 이것을 2개 만들어서 1개씩 스타킹 안에 집어넣습니다.

스타킹으로 묶어 30분

각각의 곤약 파스를 스타킹으로 몸에 꽁꽁 묶고
30분가량 그대로 붙이고 계세요.

30분이 지나면 남은 열을 이용해 허리
의 아픈 부위나 무릎, 어깨에 대도 효
과적입니다.

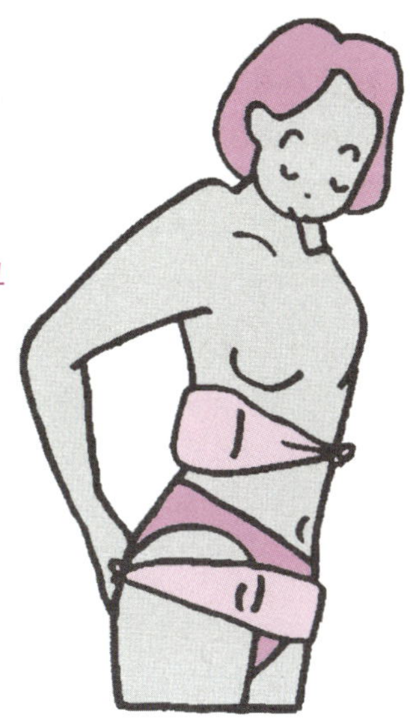

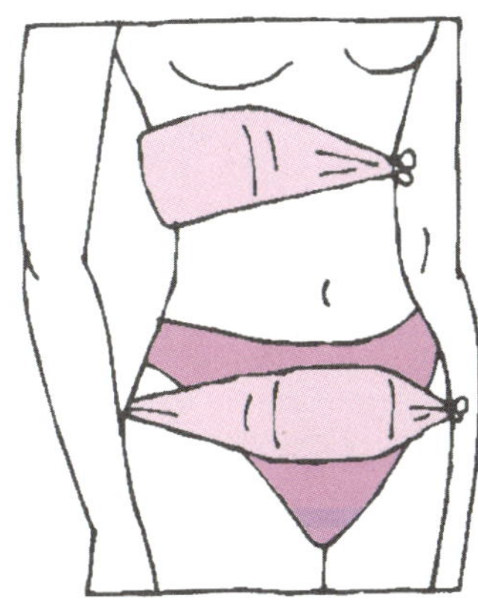

옆구리와 배꼽 밑에 1개씩

옆구리에서 약간 등 쪽으로 넘어간 부분에 1개,
배꼽에서 주먹 1개 정도 내려간 부분에 다른 1
개를 대어줍니다.

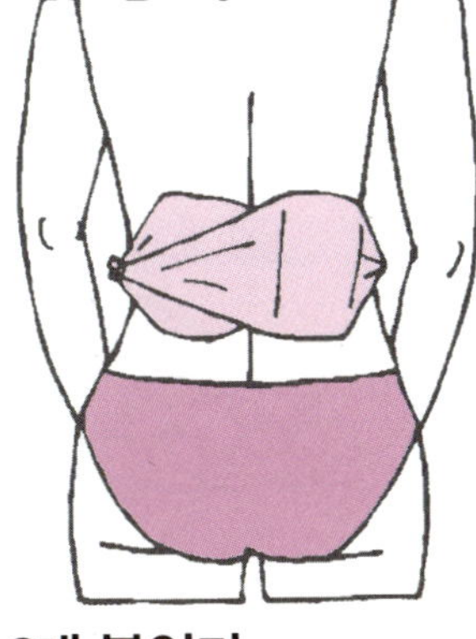

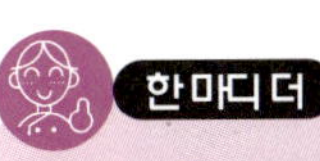

체격이 좋은 사람은
좌우에 2개씩 총 4개,
곤약 파스를 붙이세
요.

신장 부근에 2개 붙인다

신장은 허리 라인 바로 뒤의 약간 위에 있습니다. 배꼽
을 끼고 좌우에 1개씩 곤약 파스를 붙여주세요.

경혈요법으로 통증을 제거한다
온냉요법으로 통증을 제거한다
마사지로 통증을 치료한다
몸을 움직이며 치료한다
키네시오 테이프로 통증을 제거한다
몸을 쉬어주며 치료한다

만성 요통부터
운동 후의 피로까지

★ 몸의 심지부터 피로를 풀어준다
입욕제를 효과적으로 사용해
→ 욕실에서 따뜻하게 해준다

이래서 목욕이 좋다

● 장시간 온몸을 따뜻하게 해줄 수 있다.
● 마사지나 스트레칭과 조합하면 더욱 효과적
● 입욕제와의 조합을 통해 다른 효과를 볼 수 있다.
● 릴랙스 효과도 있다.

이 점은 주의

● 욕실과 탈의실 온도를 똑같이 맞춘다.
● 하루 3번 이상 씻으면 피로감이 더 커진다.
● 갑자기 허리가 아플 때는 목욕을 하지 않는다.

이런 식으로 따뜻하게

다리를 쭉 펴고 목까지 탕에 담근다

욕조에서 다리를 쭉 펴고 목까지 탕에 담그세요.

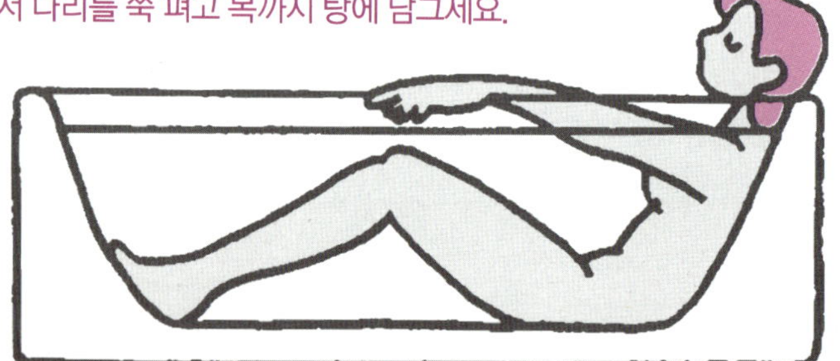

 **한마디 더**

물의 온도는 40℃ 전후로 '조금 미지근한가' 싶을 정도로 맞춥니다. 30분 정도 몸을 담그고 겨울에는 10분마다 뜨거운 물을 보충해 주세요.

 **한마디 더**

탕에 몸을 담근 상태로 혈을 자극해주면 효과가 더욱 커집니다.

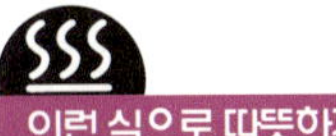

다리를 펼 수 없으면 어깨에 타월을

다리를 펼 수 없으면 최대한 욕조 깊숙이 몸을 담그세요. 그래도 어쩔 수 없이 어깨가 드러날 때는 뜨거운 물에 담가 따뜻하게 데운 타월을 어깨에 걸치세요.

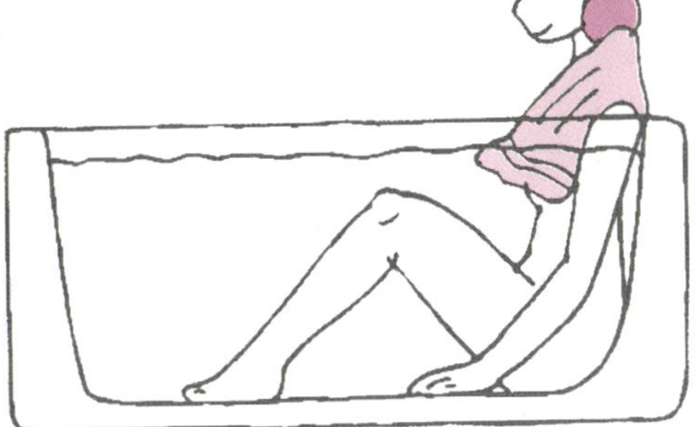

한마디 더

몸을 따뜻하게 해줘서 풀어주는 목적의 목욕은 씻는 회수를 너무 늘이면 피로감이 커집니다. 목욕은 하루 2번까지면 충분합니다.

입욕제로 효과 증대

●고형 입욕제로 그 날의 피로를 풀어준다

고형 입욕제는 탄산가스 효과로 혈액 순환을 좋게 해줍니다.

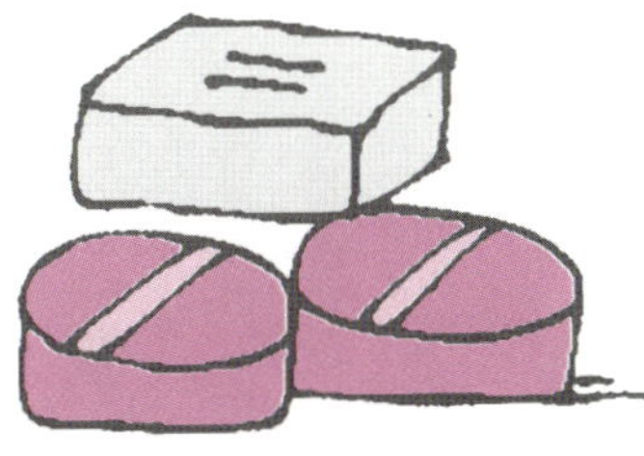

한마디 더

고형 입욕제는 근육의 노폐물을 제거하므로 스포츠 후의 근육피로에 잘 듣습니다.

●분말 입욕제로 보온성을 높여준다

분말 입욕제는 피부를 감싸는 막과 같은 역할을 해주기 때문에 따뜻함이 오래 갑니다.

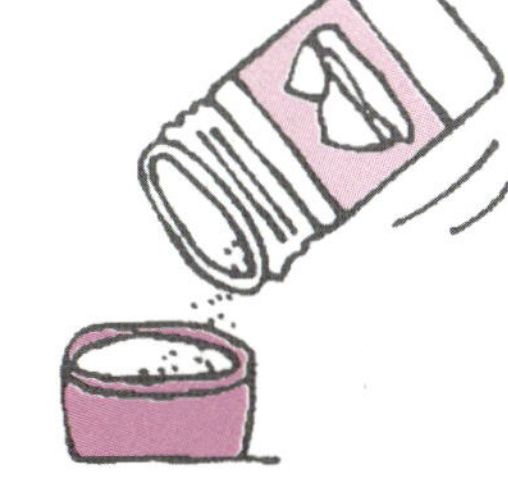

한마디 더

분말 입욕제는 보온성을 높여주므로 만성적으로 뻐근하고 묵직한 허리에 잘 듣습니다.

만성적인 허리의 뼈근함과 묵직함

이래서 샤워가 좋다

- ●일정한 세기로 혈을 자극할 수 있다.
- ●세기를 직접 조절할 수 있다.
- ●보온효과도 있다.

이 점은 주의

- ●장시간 자극하지 않는다.
- ●욕실과 탈의실의 온도를 똑같이 맞춘다.
- ●갑작스러운 통증에는 엄금

이런 식으로 따뜻하게

등은 뜨겁고 강하게 3분간

수압을 세게 맞추고 조금 뜨겁게(42°C 전후) 3분 정도 샤워기를 대줍니다. 샤워로 자극하고 있는 동안 욕조에 몸을 담그고 있으면 다른 부분이 냉해질 염려가 없습니다.

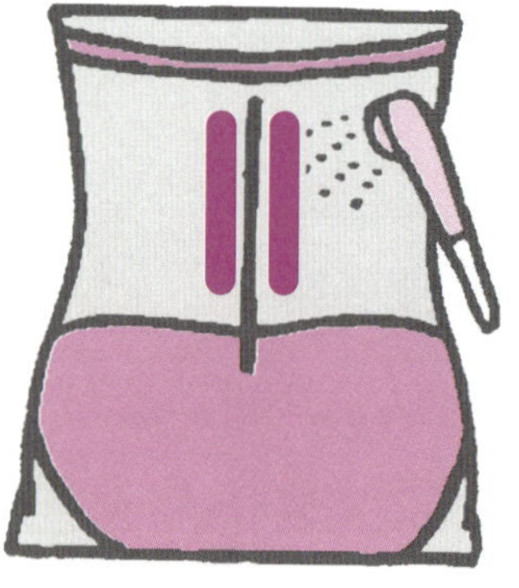

이런 식으로 따뜻하게

배는 조금 약하게 1~2분

배에 샤워기를 대는 경우에는 등보다 수압을 약하게 하고 1분 정도 합니다.

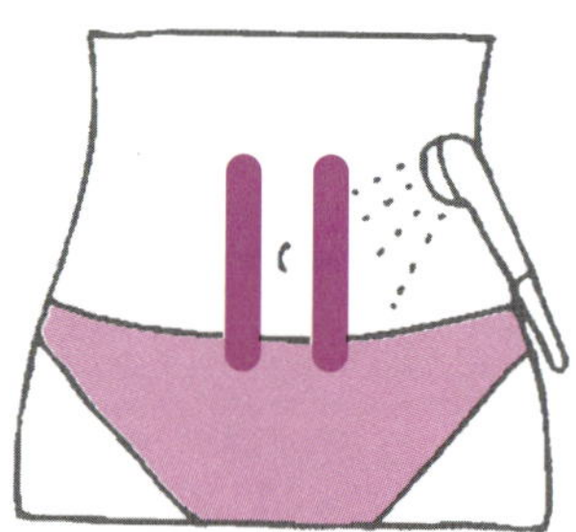

 **한마디 더**

혈들이 모여 있는 발바닥에도 뜨거운 샤워를 강하게 대어주면 시원함이 더욱 커집니다.

냉증에서 오는 통증이나 생리통

★ 몸 전체의 혈액 순환을 높인다 / 다리의 혈액을 좋게 해서 → 족욕으로 따뜻하게 해준다

이래서 족욕이 좋다

- 허리를 직접 따뜻하게 해주는 것이 아니므로 갑작스러운 통증에도 안심하고 할 수 있다.
- 손끝이나 발끝처럼 냉해지기 쉬운 몸의 말단까지 따뜻해진다.
- 동시에 발바닥의 혈도 따뜻하게 해줄 수 있다.

이 점은 주의

- 물의 양이 적으면 효과가 미비하다
- 방의 온도와 물의 온도 차이가 너무 나지 않도록 한다.
- 족욕 후에 발을 냉하게 놔두면 안 된다.

이런 식으로 따뜻하게

의자에 앉아서 20분

반드시 의자에 앉아서 20분가량 탕에 담급니다. 물이 식으면 보충할 수 있도록 옆에 뜨거운 물을 준비해 두세요.

한마디 더

족욕 후, 발끝의 온도가 뚝 떨어지므로 바로 양말 등을 신어주세요.

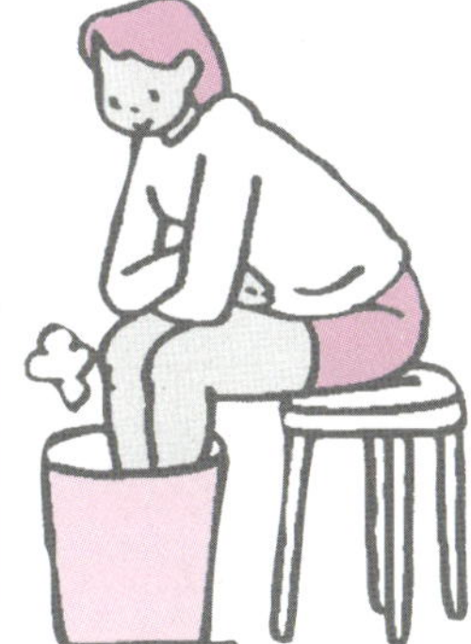

이런 식으로 따뜻하게

복사뼈에서 손가락 4개 위까지

물의 온도는 41°C 전후. 복사뼈에서 손가락 4개 윗부분까지 물을 채워 넣습니다.

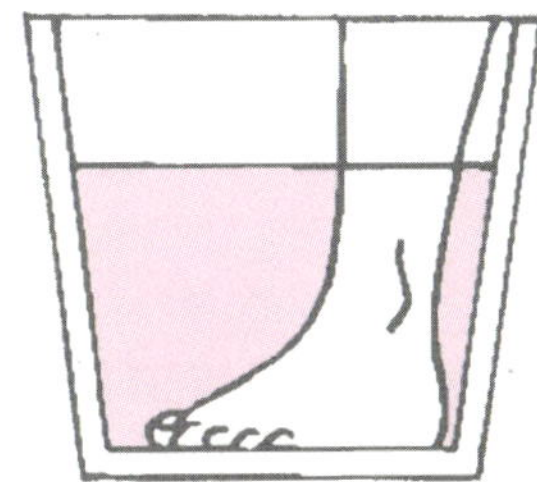

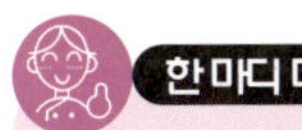

한마디 더

족욕에도 입욕제를 사용하면 더욱 효과적입니다.

급격한 통증 직후에 실시하는 대처법

이래서 냉찜질이 좋다

- 갑작스러운 통증을 쉽게 진정시켜 준다.
- 열이 동반되는 붓기를 억제한다.
- 기분이 상쾌해져서 정신적으로도 안정이 된다.

이 점은 주의

- 냉찜질을 했는데 아프기 시작하면 바로 중단한다.
- 때때로 느낌을 확인해서 너무 냉해지지 않도록 한다.
- 다른 냉찜질 방법과 병행하되 하루 총 1시간을 한도로 삼는다.

얼음을 비닐봉지에 넣는다

얼음을 비닐봉지에 넣어서 비닐봉지의 주둥이를 고무줄로 꽉 묶은 다음 타월로 싸주세요. 아이스팩을 사용하는 경우에도 타월로 싸야 됩니다.

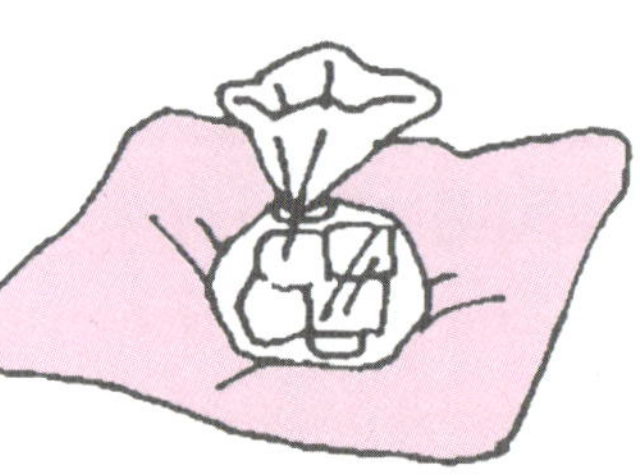

한마디 더

비닐봉지 속에 소금을 뿌리면 얼음이 오래 갑니다.

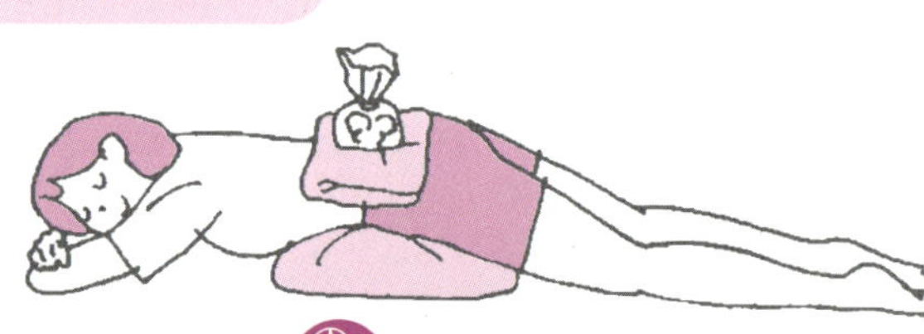

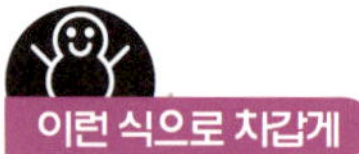

이런 식으로 차갑게

1번에 15분이 기준치

배에 쿠션을 깔고 누운 다음 얼음은 타월로 둘둘 말아 허리 위에 얹습니다.

한마디 더

마사지가 끝나면 물을 닦아내고 허리가 냉해지지 않도록 옷을 입으세요.

얼음 모서리로 포인트를 자극

얼음을 2~3개 비닐봉지에 넣고 10초가량 허리를 가볍게 눌러주세요.

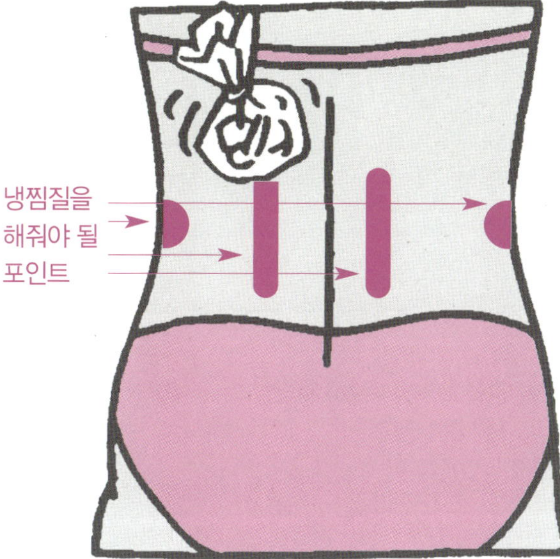

냉찜질을 해주는 포인트는 4군데. 1군데에 10초간 대고 나서 5초간 휴식, 그리고 다른 포인트를 냉찜질 해줍니다. 4군데의 냉찜질을 1세트로 해서 5세트 정도 반복하세요.

얼음을 이용해서 마사지

얼음을 5개 정도 집어넣은 비닐봉지를 허리에 대고 위아래로 문지르세요.

한쪽에 10초간 대고 나서 5초간 휴식. 이것을 양쪽 1세트로 해서 5세트 정도 반복하세요.

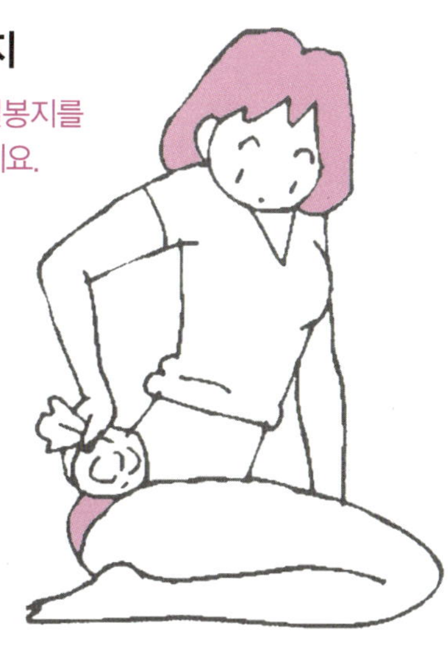

외출이나 스포츠 도중 갑자기 닥친 통증

붓기나 부종을 억제한다 차갑게 해줌으로써 급격한 ➡ 가까이 있는 물건으로 차갑게 해준다

차갑게 해줄 때는 이런 곳에서

- ●평평해서 누울 수 있는 곳
- ●직사광선이 닿지 않는 곳
- ●사람이나 차의 통행이 방해되지 않는 곳

이 점은 주의

- ●너무 차갑지 않은지, 10분 간격으로 만져보며 확인한다.
- ●손수건이나 거즈로 감싸서 환부에 댄다.
- ●어느 정도 움직일 수 있게 되면 집이나 호텔로 돌아간다.

이런 식으로 차갑게

파스로 차갑게 식혀준다

구할 수 있다면 파스로 차갑게 식혀주세요.

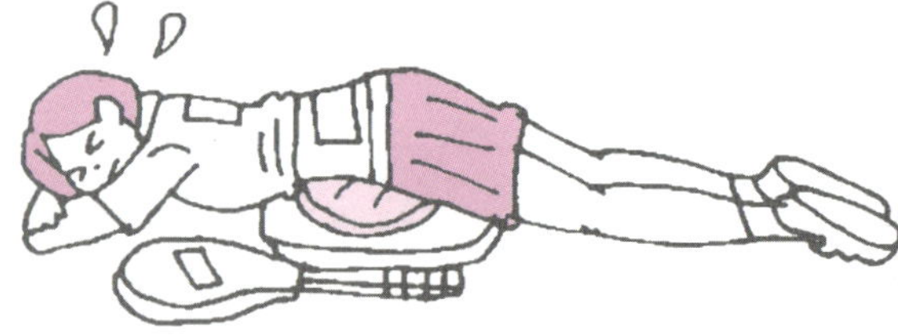

한마디 더

급격한 통증에는 이 소염제를

1. '냉각 타입'의 파스를 사용
2. 스프레이 타입도 OK
3. 로션이나 크림은 온감 타입이 많으니 '냉각 타입'을 꼭 확인

이런 식으로 차갑게

캔 음료로 차갑게 식혀준다

야외에서도 비교적 쉽게 손에 넣을 수 있는 것이 캔 음료입니다. 손수건 같은 것으로 잘 감싼 뒤 환부에 대고 차갑게 식혀주세요.

한마디 더

냉각 효과는 금속용기일 때 가장 오래 갑니다. 요즘 유행하는 페트병은 체온으로 쉽게 따뜻해져서 효과가 몇 분밖에 안 갑니다.

이런 식으로 차갑게

그늘에 있던 돌멩이

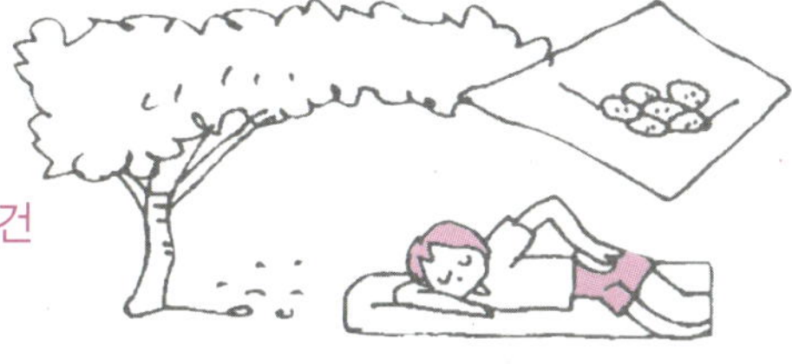

그늘에 있던 돌멩이를 몇 개 손수건으로 잘 싸서 환부에 갖다 대세요.

한마디 더

하이킹 등을 하는데 근처에 차가운 물이 흐르는 개울이 있을 때는 개울 속에 있는 자갈로 차갑게 식혀줄 수 있습니다.

이런 식으로 차갑게

앉아서 냉찜질 할 때는 이 점을 주의

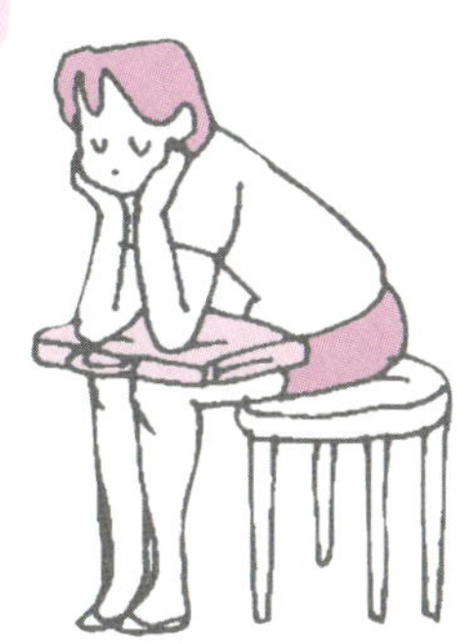

허벅지에 가방이나 봉지를 올리고 팔꿈치를 그 위에 얹으며 앉습니다.

한마디 더

나무나 계단에 기댄 자세가 편하다고 생각하기 쉽지만 허리에는 상반신의 체중이 몰리게 됩니다. 가방처럼 신체 외에 다른 것으로 체중을 받쳐주는 편이 허리에 부담이 가지 않아 편합니다.

손을 통해 전달되는 온기와 편안함

마사지 치료법

이래서 마사지가 시원하다

● 혈액 순환이 좋아져서 피로가 잘 쌓이지 않는 몸으로 회복된다.

● 근육이나 관절의 유연성이 회복된다.

● 근육에 쌓인 젖산이 빠지고 피로감이 줄어든다.

● 피로할 때의 신경 흥분을 완화시켜 정신적인 안정감을 준다.

순서의 ABC

1. 경찰(輕擦)요법으로 워밍업　　*경찰요법 : 가볍게 밀착하여 근육을 문지르는 방법

혈액순환을 좋게 해서 마사지가 잘 듣는 밑바탕을 만들어줍니다.

2. 유날(柔捏)요법으로 세게 주무르기　　*유날요법 : 시원하게 느낄 정도로 강하게
주물러 근육을 풀어주는 방법

긴 시간(10~30분)에 걸쳐 뭉쳐있는 부위나
그 주변을 풀어줍니다.

3. 경찰요법으로 쿨다운

근육이나 신경의 과도한 흥분을 풀어주어 근육통이 잘 일어나지 않게 해줍니다.

효과 2배의 조합

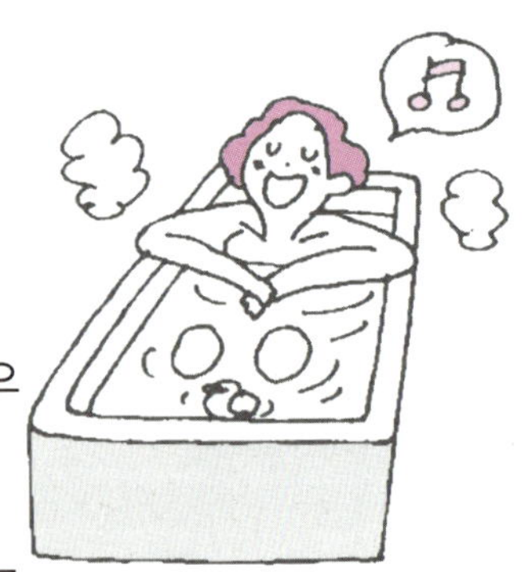

● **마사지 전에 목욕을 한다**

혈액순환이 좋아져 마사지 효과가 커집니다.

● **향을 맡는다**

향이나 방향제, 에센셜 오일을 사용해주면 정신적으
로 릴랙스 되어 효과가 커집니다.

● **유연성을 높여주는 스트레칭**

마사지로 근육이 풀어지고 부드러워지기 때문에 근
육의 유연성이 커지는 스트레칭이 효과적입니다.

●손을 따뜻하게 예열해둔다
차가운 손에 닿으면 릴랙스 할 수 없고 오히려 근육
이 긴장됩니다.

●반지나 시계를 풀고 손톱을 조심한다
얇은 옷 위나 맨살에 직접 닿기 때문에 손톱
등으로 피부에 상처를 주게 될 가능성이 있습
니다.

●용변은 미리 마친 다음에
용변 때문에 도중에 중단하면 기껏
나타나기 시작한 효과가 반감됩니다.

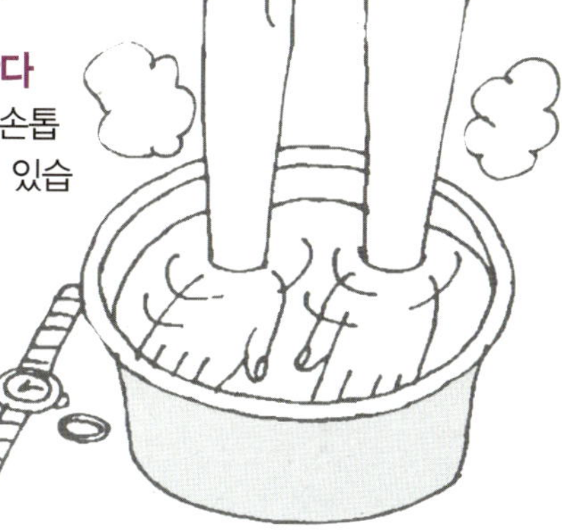

이런 때는 하지 마세요

●몸이 극단적으로 피곤할 때
우선은 휴식(수면)을 취하면서 피로를 풀어줍니다.

●타박이나 골절, 염좌나 탈구 등이 있을 때
혈액순환이 좋아지면 붓기나 통증이 커집니다.

●스포츠를 한 직후
근육이 후끈 달아올라 있기 때문에 미지근한 물로
샤워하는 등 먼저 열기를 식혀주는 것이 우선입니
다.

●식전이나 식후
마사지의 자극이 불쾌감이나 구역질의 원인이 될
수도 있으므로 식전, 식후에는 부적절합니다.

●술을 마신 후
알코올로 근육이나 신경의 감각이 둔해져있기 때
문에 자극이 강해지기 쉽고 내출혈이 잘 일어나
므로 피하세요.

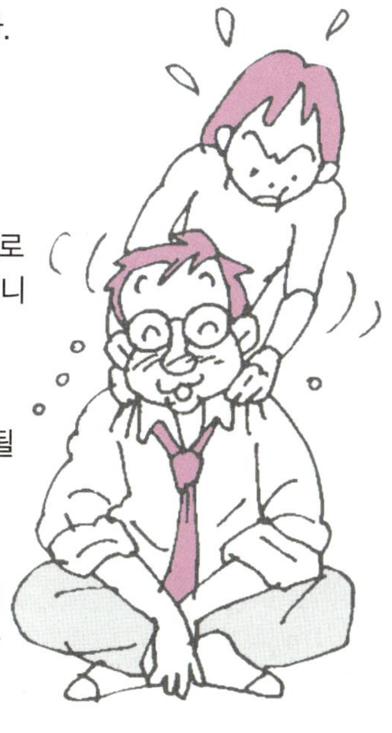

혈액순환을 좋게 해주고
피로를 천천히 풀어준다

살을 문지르는
경찰(輕擦)요법

가볍게 문지르는 경찰요법

경찰요법은 가령, 다리라면 '발끝에서 가랑이 쪽으로', 허리라면 '엉덩이에서 등 쪽으로', 이렇게 심장에서 먼 부위에서 가까운 곳으로 가볍게 따뜻함이 느껴질 정도로 문지르는 방법입니다. 가벼움의 기준은 힘을 너무 주지도 않고 너무 빠르지도 않게 하는 것입니다.

경찰요법의 3가지 방식

1. 손바닥 전체로 문지른다
등부터 허리에 이르는 부위, 엉덩이나 허벅지 등의 커다란 근육을 문지를 때 사용합니다.

2. 손가락 두 가닥으로 문지른다
엄지와 검지 사이에 끼우듯이 문지르세요. 손가락이나 발처럼 세밀한 부분을 문지를 때 사용합니다.

3. 손가락 네 가닥으로 문지른다
엄지 외에 4개의 손가락으로 문지르세요. 정강이나 가슴, 허벅지를 문지를 때 사용합니다.

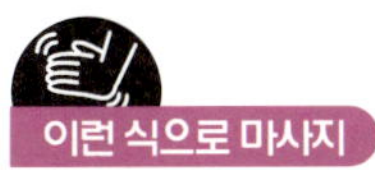

손을 피부에 찰싹 붙이고 환부에 따뜻함이 느껴질 정도의 세기로 문지르세요.

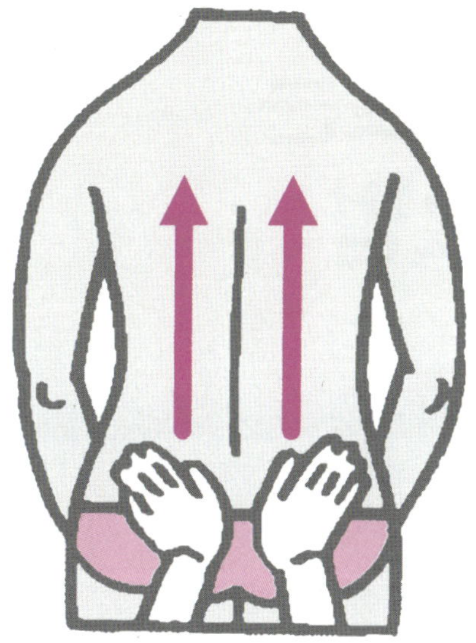

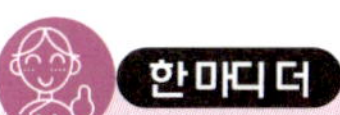

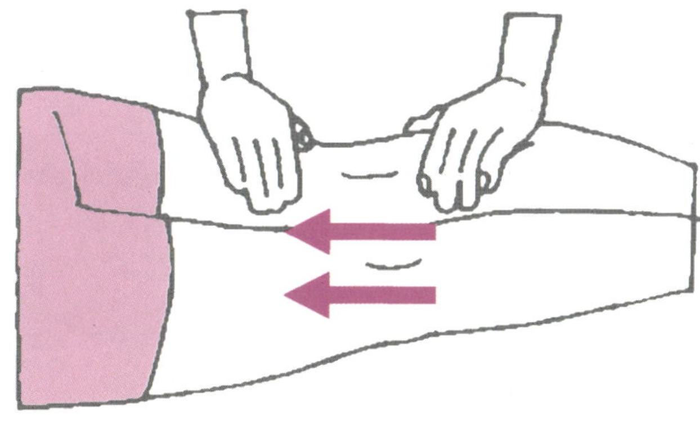

결리거나 뻐근한 근육을 중점적으로

근육의 수축력과 유연력을 높여주고
피로를 풀어준다

근육을 주무르는 유날(柔捏)요법

강하게 주물러 풀어주는 유날요법

유날요법도 심장과 먼 부위에서 가까운 곳으로 다가오는 것이 기본이지만 원을 그리듯이 주무르며 올라옵니다.
강하게 주무르라는 것은 상대방이 아파할 정도의 세기가 아니라, 어디까지나 시원하게 느낄 정도의 세기를 말합니다.

유날요법의 3가지 방식

1. 손바닥 전체로 주무른다

등부터 허리에 이르는 부위, 엉덩이나 허벅지 등의 커다란 근육을 주무를 때 사용합니다.

2. 손가락 두 가닥으로 주무른다

엄지와 검지를 사용해서 주무르세요. 손가락이나 발처럼 세밀한 부분을 주무를 때 사용합니다.

3. 손가락 뿌리부분으로 주무른다

엄지나 새끼손가락의 뿌리부분으로 주무르세요. 허리나 등, 허벅지 등의 근육을 주무를 때 사용합니다.

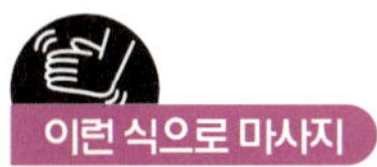

손바닥에서 손목과 가까운 부분을 이용해서 치대듯이 주무르세요.

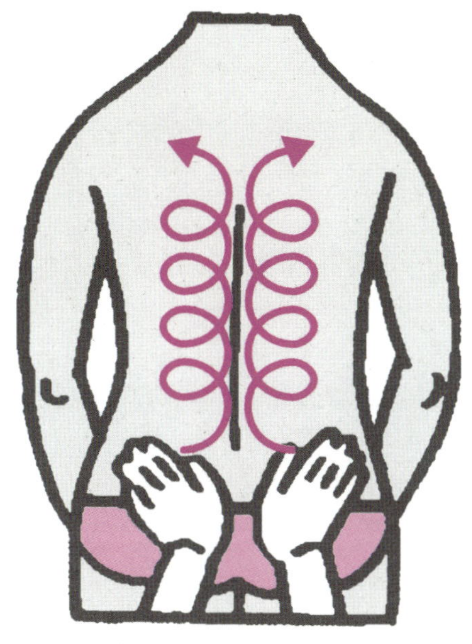

유날요법은 팔의 힘으로 주무르는 것이 아니라, 팔을 통해서 환부에 전 체중을 싣듯이 힘을 가하는 것입니다.

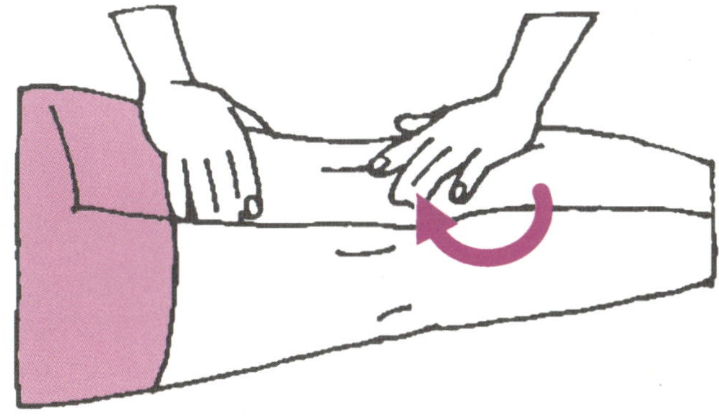

허리 전체의 뻐근함이나 묵직함에

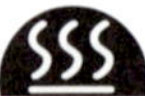

이런 식으로 따뜻하게

1번에 15분에서 1시간

반드시 이대로 해야 되는 것은 아닙니다. 통증이 심할 때만 마사지를 해줘도 괜찮습니다.

한마디 더

시간이 없으면 3분 정도의 마사지로도 효과를 얻을 수 있습니다. 일하는 틈틈이 파트너를 찾아 마사지를 받는 것도 한 가지 방법입니다.

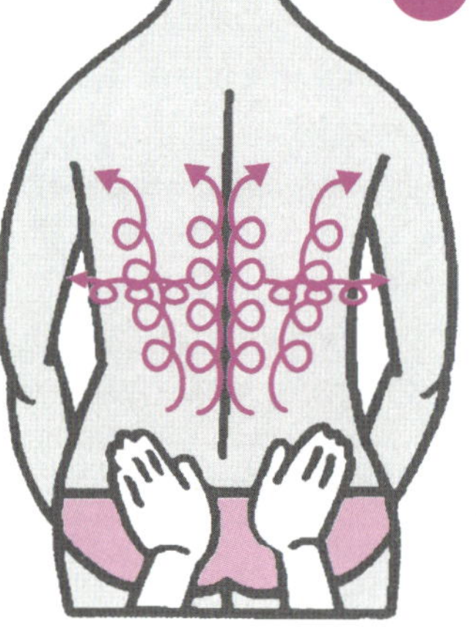

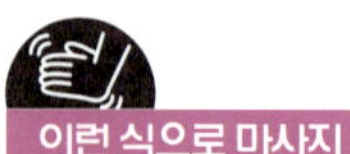

이런 식으로 마사지

전체를 경찰요법으로 문지른다

맨 처음 마사지하는 부위 전체의 혈액순환을 좋게 만들어줍니다. 방법은 심장과 먼 곳부터 가까운 쪽을 가볍게 문질러주는 경찰요법을 사용하세요.

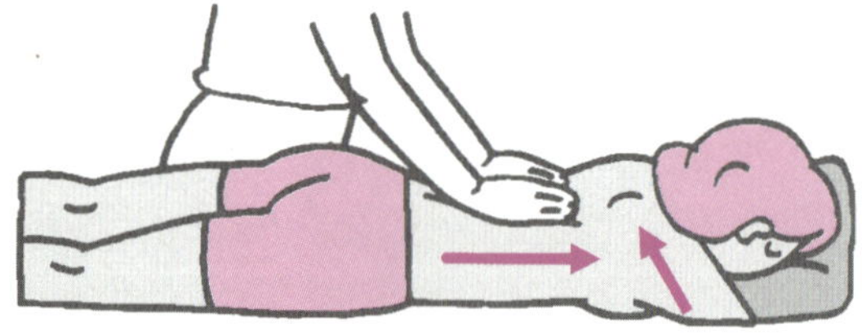

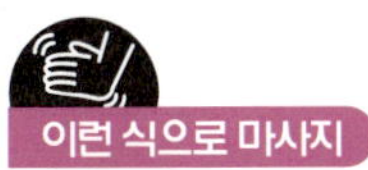

허리에서 어깨까지 주무르며 올라간다

손을 수직으로 갖다 대고 허리에서 어깨까지 원을 그리듯이 주무르며 올라갑니다.
세기에 주의하세요.

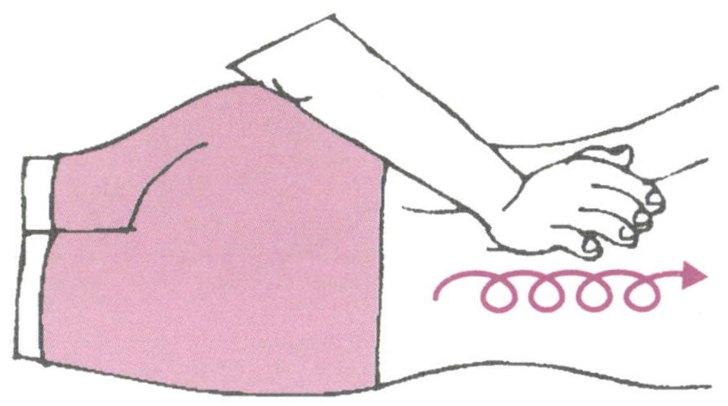

한쪽 손은 몸이 움직이지 않도록 주무르고 있는 손을 지지하는 데에 이용하되, 어느 쪽
손도 그냥 놀리지 마세요.

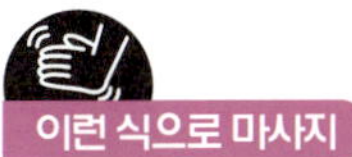

배골 옆의 작은 근육을 풀어준다

양손의 엄지를 포개서 누릅니다. 3초 간격으로 좌우
교대로 심장과 가까운 곳을 향해 밀며 올라가세요.

이 부위에 있는 근육은 몸의 중
심과 가까운 곳이므로 이제까
지 해온 것보다 더 힘을 주면 효
과적입니다. 여기까지 마사지
가 끝나면 다시 한 번 경찰요법
으로 가볍게 문질러주며 마사
지를 끝내세요.

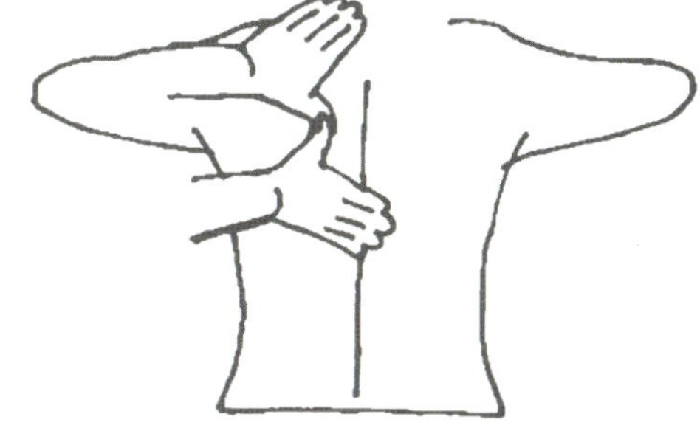

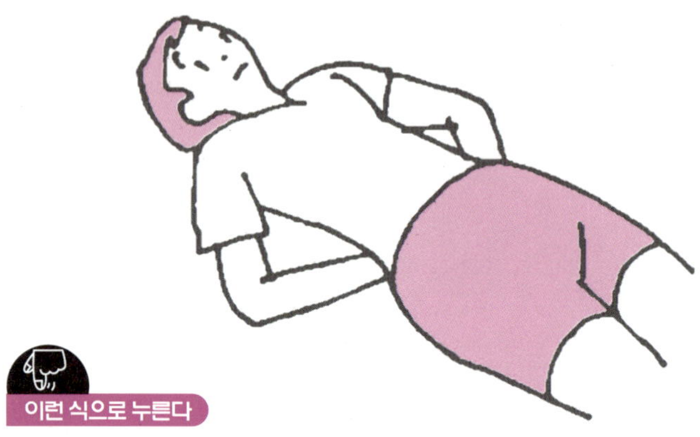

양손의 주먹을 이용해 누른다

주먹의 손가락 뿌리부분을 좌우 대상에 갖다 대고 동시에 압박합니다. 봉지에 담긴 냉동 믹스 채소나 골프공도 대신 사용할 수 있습니다.

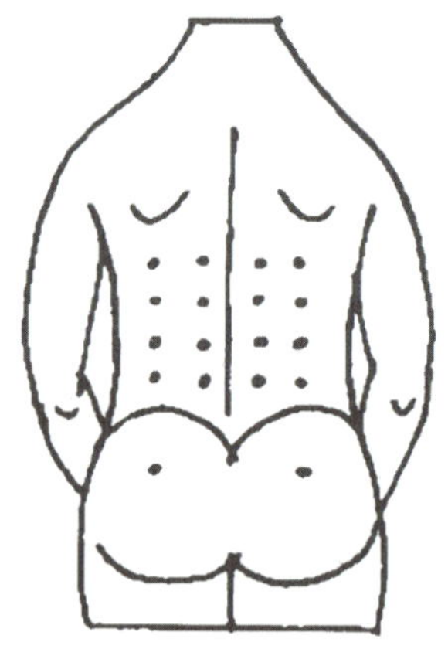

배골에 대고 좌우 동시에

●가 표시된 부위를 좌우 동시에 누릅니다.

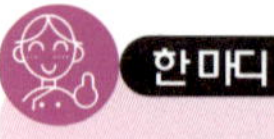

배골 자체를 누르지 않도록 주의하세요.

다리에서 밀려오는 ★ 허리의 뻐근함, 묵직함에

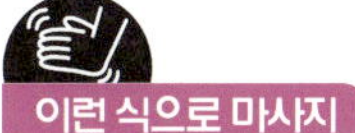

이런 식으로 마사지

다리를 쭉 펴고 경찰요법

무릎 뒤에서 엉덩이 밑까지 일정한 힘으로 마사지합니다.

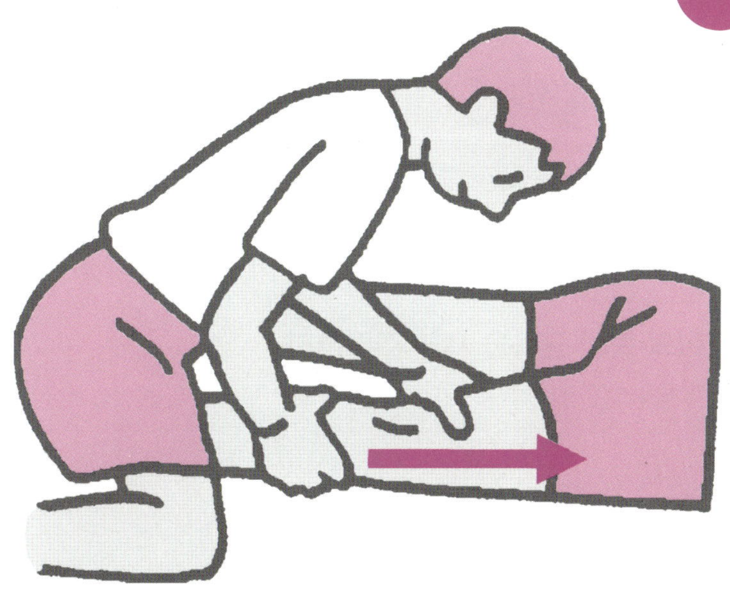

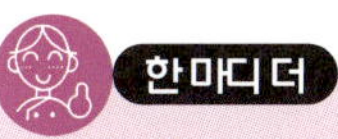

한마디 더

마사지를 안 하는 쪽 손은 놀게 놔두지 말고 다리를 받치며 보조하세요.

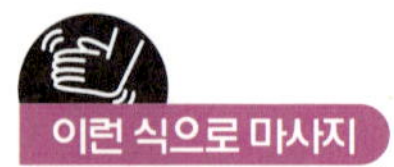

무릎을 세우고 유날요법

양손을 겹쳐서 손바닥 뿌리 부분으로 주무릅니다. 팔의 힘뿐만 아니라 체중 전체를 손바닥 뿌리 부분에 집중시키세요.

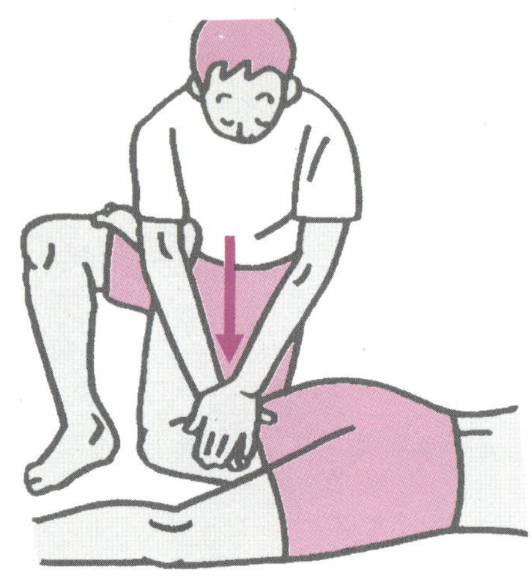

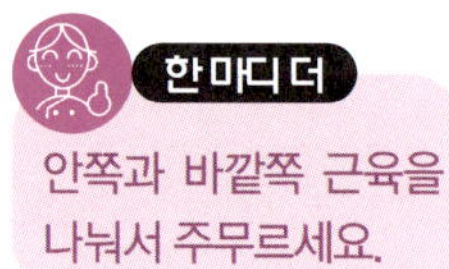

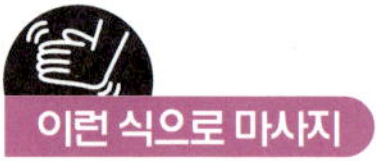

엉덩이의 중심 근육을 세게 주무른다

엄지 뿌리부분의 통통한 곳을 이용해 엉덩이 속에 있는 근육까지 풀리도록 세게 문지릅니다.

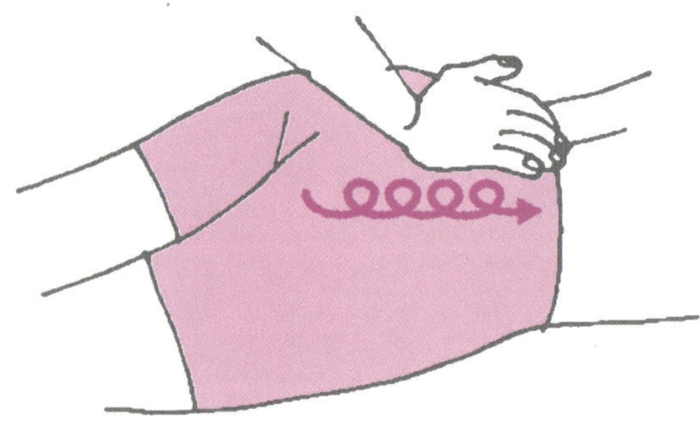

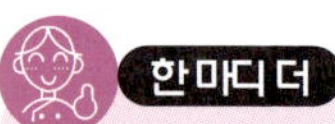

엉덩이와 허리의 연결부위에 있는 근육을 손가락으로 주무른다

엉덩이 위에 있는 근육을 측면에서 배골을 향해 양손의 엄지로 주물러 잘 풀어줍니다.

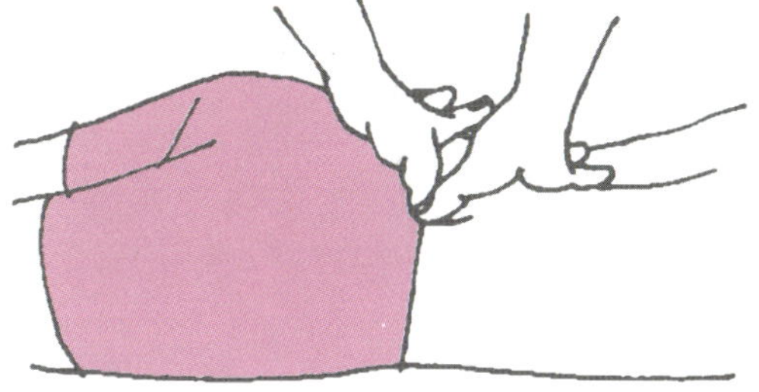

엄지는 힘이 쉽게 집중되기 때문에 무심결에 강하게 주무르기 십상입니다. 근육통을 억제하기 위해 손가락으로 몇 번 누를 때마다 10초가량 경찰요법을 추가해 주세요.

혼자서 할 수 있는 마사지

양손의 손바닥을 이용해 주무른다

허벅지는 악력을 측정할 때처럼 손을 사용해 주물러 풀어줍니다. 이것도 바깥쪽과 안쪽을 나눠서 주물러 주세요.

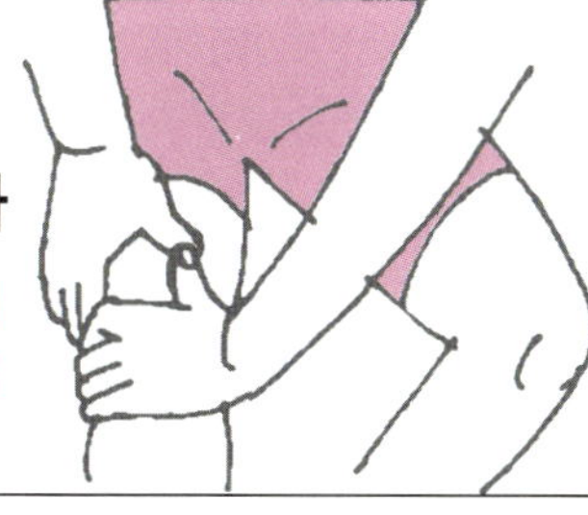

반대쪽 발을 이용해 주무른다

허벅지의 안쪽 근육은 반대쪽 발의 발꿈치나 장심을 이용하면 쉽게 주무를 수 있습니다.

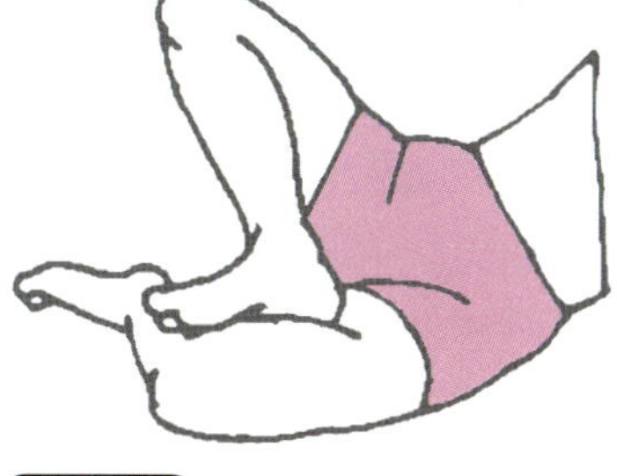

허벅지 근육은 매우 굵어서 혼자 마사지하기 힘든 근육이므로 스트레칭을 병용하면 효과적입니다.

복근의 약화는 요통을 불러온다 ★

복근운동 → 배골을 도와주는 복근을 단련한다 → 하루 10번만 해도 효과가 크다 올바른 복근운동은

횟수 10~20번

- 처음에는 구체적인 목표를 세우지 말고 편하게 할 수 있는 횟수에서 멈춘다.
- 몸 상태가 안 좋은 날, 허리가 묵지근한 날은 횟수를 줄이고 무리하지 않는다.
- 이튿날 허리에 뻐근함이나 통증이 느껴지면 과도하게 한 것. 다음부터는 횟수를 줄인다.

의식해야 될 부분
배꼽 주변의 복근을 의식

1 양손을 배에 얹고 무릎을 세우고 턱을 붙인다

손을 배에 대고 복근이 움직이고 있는지 확인한다.

힘들다 싶으면 등에 쿠션을 깔아 상반신을 높인다.

한마디 더

손의 위치로 부담에 변화를 줄 수 있다

횟수를 늘이지 않더라도 손의 위치를 바꾸는 것만으로 2번, 3번 분량의 부담을 덜어줄 수 있습니다.

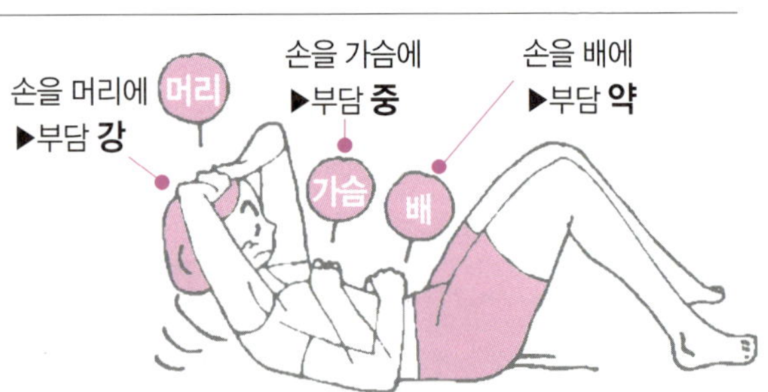

2 숨을 멈추지 않고 배꼽을 쳐다본다

자연스럽게 호흡하며 견갑골(肩胛骨)의 가장자리가 바닥에서 떨어질
정도로만 몸을 일으켜 세우면 충분합니다.

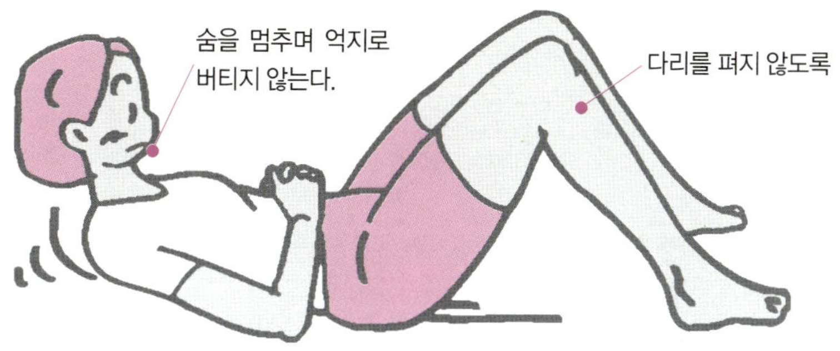

이것은 잘못 옛날에 배운 복근운동

다리를 펴고 팔을 몸 옆에 내려놓은 복근운동은 허벅지나 팔 근육을
쓰게 되므로 효과가 적고 피로가 더 크게 남습니다.

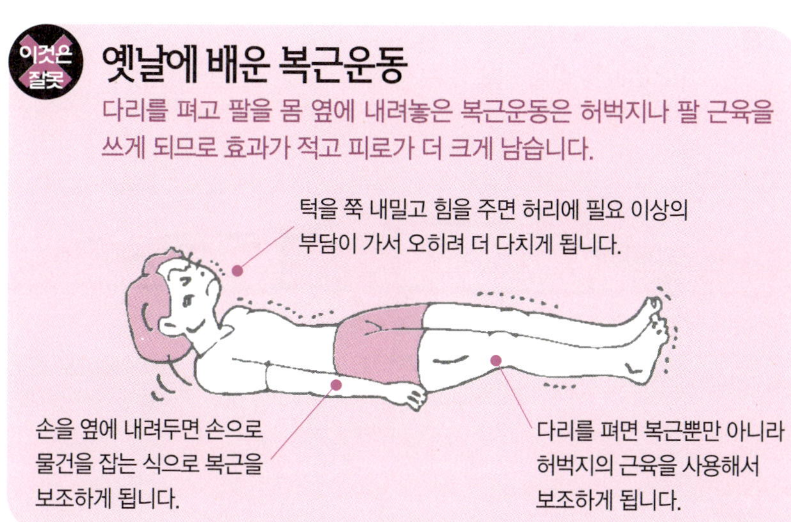

배근의 약화는 요통의 요인 중 하나

횟수 10~20번
- 허리에 불안감이 느껴질 때는 하루에 5번 정도
- 상체를 높이 젖히는 것이 목적이 아니다.
- 이튿날 허리에 뻐근함이나 통증이 느껴지면 과도하게 한 것. 다음부터는 횟수를 줄인다.

의식해야 될 부분
등부터 허리에 이르는 근육의 신축

1 편한 자세로 엎드린다

엎드려서 양팔과 손을 쭉 폅니다. 손가락 끝에는 거의 힘을 주지 말고 온몸을 편하게 풀어주며 자연스럽게 숨을 쉬세요.

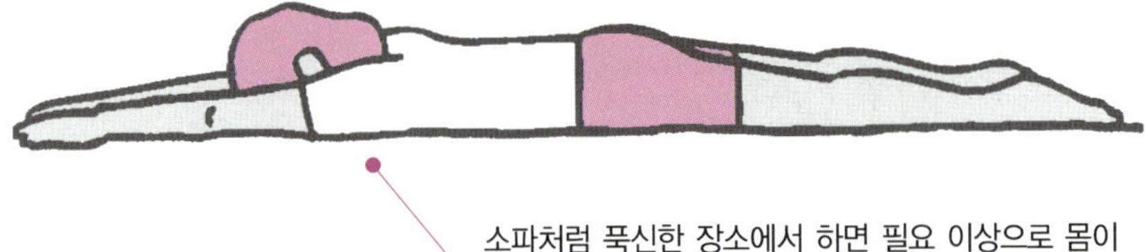

소파처럼 푹신한 장소에서 하면 필요 이상으로 몸이 쉽게 젖혀진다. 바닥이나 마루 위처럼 단단한 장소에서 하는 편이 효과적.

2 들어 올리는 것이 아니라 끌어 올리는 듯한 느낌으로

등이 젖혀지지 않도록 턱을 붙이고 팔꿈치를 자기 쪽으로 빼면서
어깨를 바닥에서 끌어올립니다.

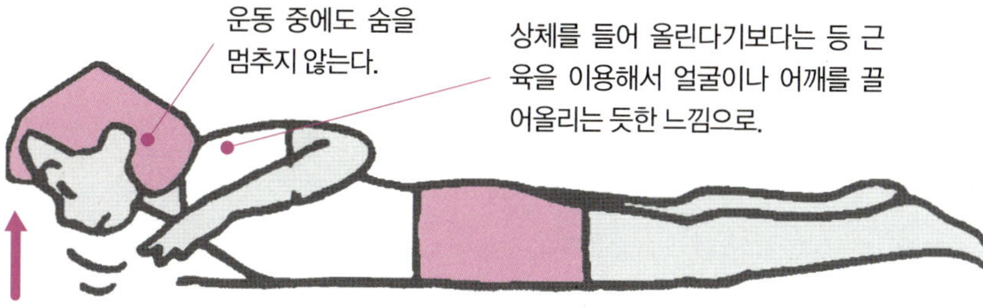

한마디 더

좀 더 편하게 배근을 단련한다

원래 배골이 젖혀지기 쉬운 운동이므로 무리하게 힘을 주면 오히려 허리만 더 다칩니다.

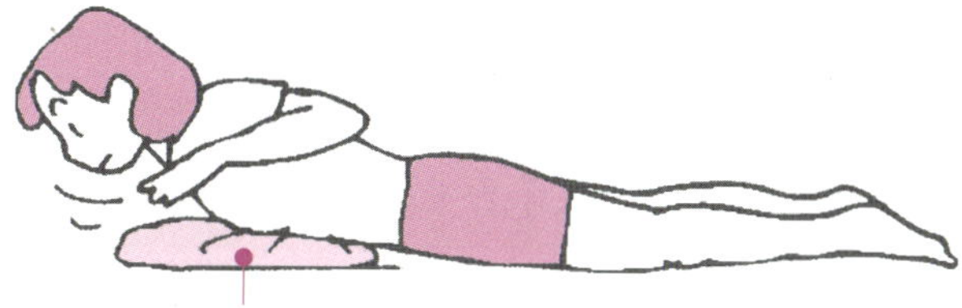

이것은 잘못 | 높이 올리는 배근운동은 ✕

상체를 높이 들어 올리며 등을 크게 젖히는 배근운동은 허리에 큰
부담을 주게 됩니다.

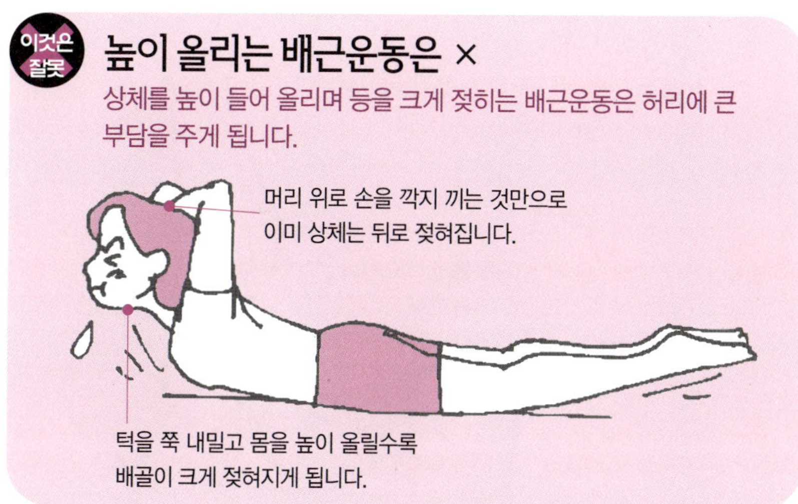

노동 자세 때문에 ★ 허리에 피로가 느껴진다면

횟수 1번에 15초 정도를 2~3번
- 허리가 심하게 아플 때는 피한다.
- 사무직 일을 보거나 서서 하는 일로 인한 피로에 효과적
- 몸을 끌어 모을 때 웬만하면 목이 뜨지 않도록 주의한다.

의식해야 될 부분
허리에서 엉덩이, 허벅지 뒤에 이르는 근육의 신장

1 다리는 쭉 펴지 않는다

드러누워서 양 다리를 위로 올립니다.
무릎을 가볍게 구부리고 무릎 뒤에서
양손을 깍지 끼세요.

운동 중에도 숨은
계속 쉰다.

2 팔에 힘을 주지 않는다

숨을 '후우~' 하고 내쉬면서 무릎을 가슴 쪽으로 끌어당깁니다. 팔의 힘을 이용해 억지로 끌어모으지 않도록 주의하세요.

다리를 손으로 끌어안는 것처럼 의식하면 부위에 힘이 억지로 들어가지 않고 이 자세를 편히 취할 수 있다.

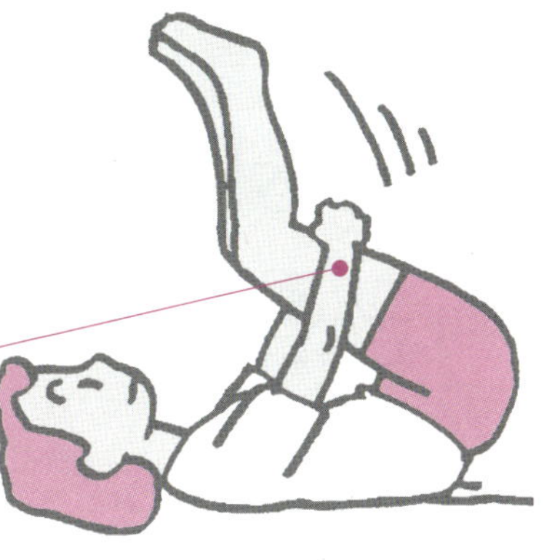

3 모양새를 봐선 상상할 수 없는 시원함

근육이 펴지고 시원하게 느껴지면 숨을 멈추지 말고 10~15초가량 그 자세를 그대로 유지하세요.

다리를 끌어당길 때도, 제자리로 돌려놓을 때도 반동을 쓰지 말고 천천히 한다.

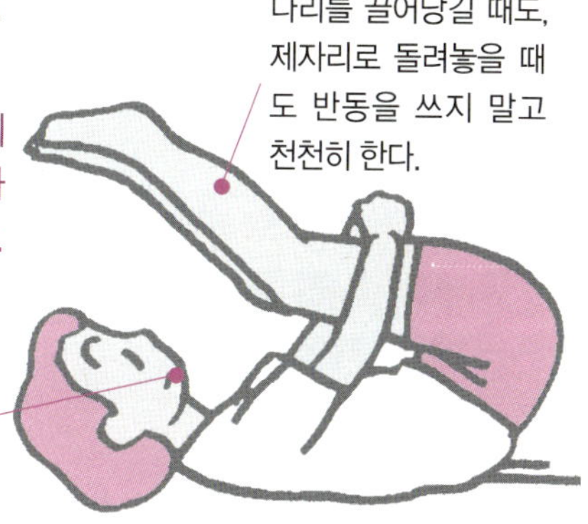

턱은 무리하지 않을 정도로 붙인다.

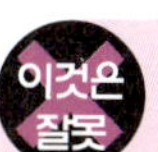

이런 스트레칭으론 효과가 늘지 않습니다

숨을 쉬기가 힘들 정도로 배 부분이 답답하면 운동을 잘못하고 있는 것입니다.

팔의 힘으로 다리를 끌어모으면 팔 근육이 움직여 본래의 스트레칭이 가진 역할이 소용없어집니다.

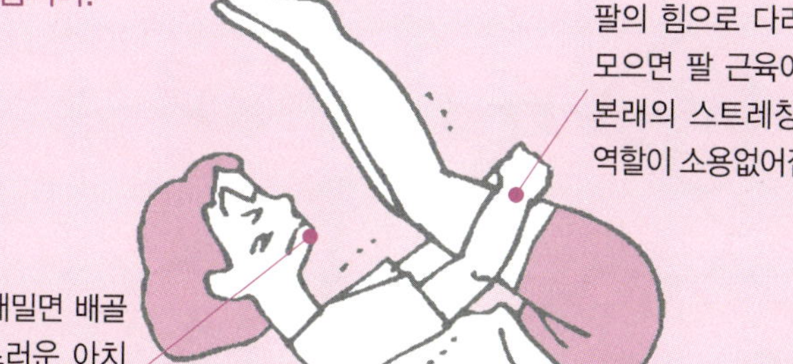

턱을 쭉 내밀면 배골의 자연스러운 아치가 무너지며 무리한 자세로 변합니다.

일상생활에서 쌓인 허리의 뼈근함, 묵직함에 ★

등부터 엉덩이 · 허벅지 스트레칭 누워서 할 수 있는 → 근육을 가볍게 비틀어 뭉친 부분을 풀어준다 → 좌우 2번씩 하면 뭉친 부분을 풀어줄 수 있다

횟수 좌우 2번씩 이상
- 뭉침이 심한 쪽 다리부터 해주면 효과적
- 등, 허리, 허벅지의 커다란 근육을 한꺼번에 풀어줄 수 있다.
- 들어올린 쪽 무릎을 뉘일 때 등이 뜨지 않도록 주의

의식해야 될 부분
등부터 허리, 엉덩이, 허벅지에 이르는 근육의 신장

1 허리의 통증이 심한 쪽 다리부터

반듯이 드러누운 채 한쪽 무릎을 구부려 올리고 반대쪽 손을 갖다 대세요.

초반에는 다소 어깨가 뜨더라도 괜찮다. 계속하다 보면 어깨가 자연히 바닥에 붙게 된다.

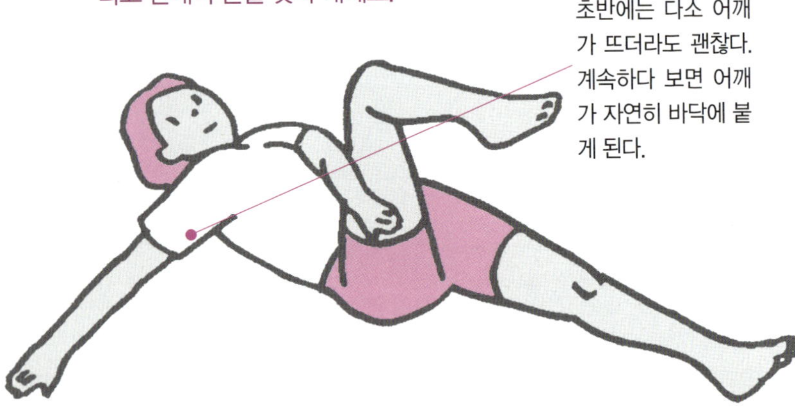

2 다리를 뉘이고 15초

손을 갖다 댄 쪽의 다리를 안쪽으로 뉘입니다. 어깨가 뜨지 않도록 조심하면서 시원한 기분이 느껴지는 정도에서 멈춘 다음 숨을 멈추지 말고 15초간 이 자세를 유지하세요. 무릎을 바닥에 붙일 필요는 없습니다.

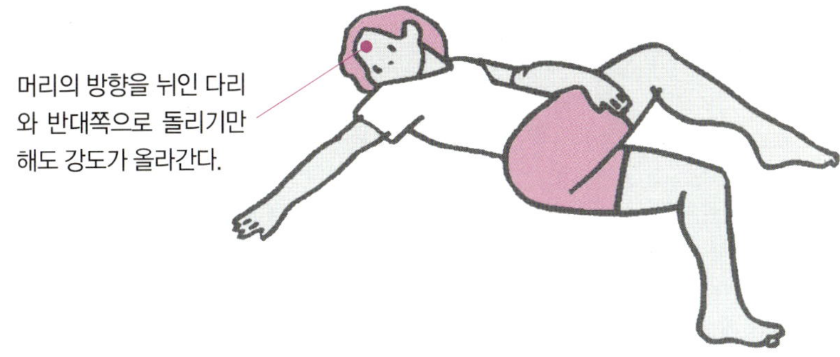

머리의 방향을 뉘인 다리와 반대쪽으로 돌리기만 해도 강도가 올라간다.

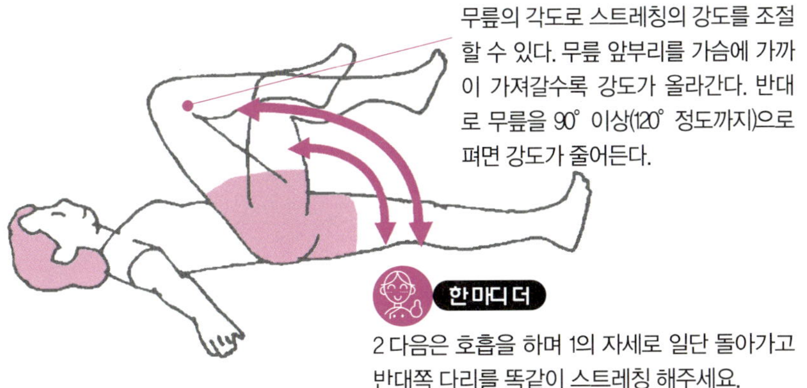

무릎의 각도로 스트레칭의 강도를 조절할 수 있다. 무릎 앞부리를 가슴에 가까이 가져갈수록 강도가 올라간다. 반대로 무릎을 90° 이상(120° 정도까지)으로 펴면 강도가 줄어든다.

한마디 더

2 다음은 호흡을 하며 1의 자세로 일단 돌아가고 반대쪽 다리를 똑같이 스트레칭 해주세요.

한마디 더

손을 뻗을 만한 폭이 안 나오면 이런 방식으로

옆으로 돌아누워 무릎을 바닥에 댄 자세에서 상체를 반대쪽으로 비틀어도 같은 효과를 얻을 수 있습니다.

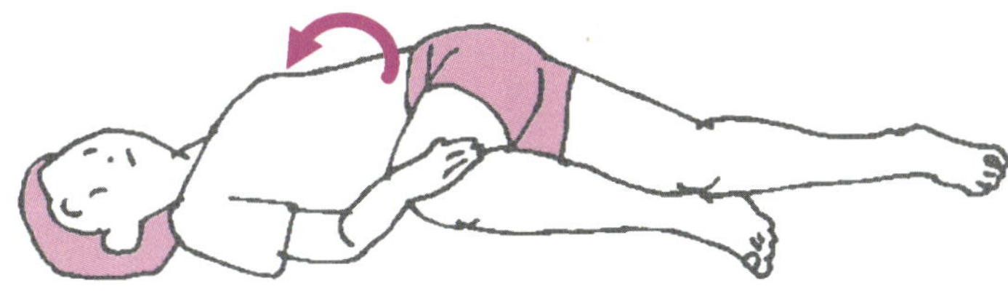

일하는 틈틈이
피로를 해소

횟수 1번에 10초 정도 들여서 5번 이상

- 운동 중에는 숨을 멈추지 않는다.
- 얼굴이나 손을 바닥에 가까이 가져가는 것이 목적이 아니다. 시원하다 싶을 때 정지한다.
- 효과가 커질 때까지 시간이 좀 걸리므로 느긋하게 기다리는 것이 중요

의식해야 될 부분
등부터 허리, 엉덩이, 허벅지에 이르는
근육의 신장

의자에 앉은 채로 해도 같은 효과가

팔을 몸 앞에서 팔짱 끼고 양 다리를 어깨 폭 정도로 넓힌 다음 허리를 구부려 상체를 쓰러뜨립니다. 그때 팔짱을 낀 채 벌어진 무릎 사이로 머리를 숙이세요.

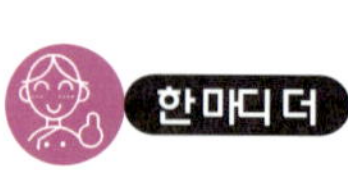

사무직 일 등에서 같은 자세를 취하는 것은 30분 정도가 한도입니다. 가급적 근육을 펴주는 동작을 넣어주며 허리에 피로가 쌓이지 않도록 노력하세요.

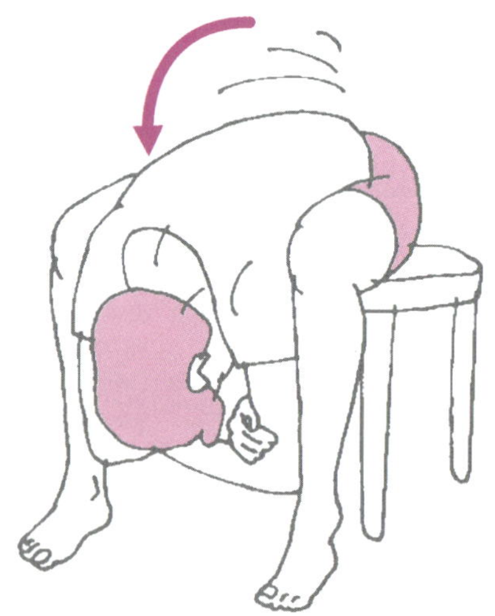

1 배근이 펴지도록 의식한다

다리는 어깨 폭 정도로 벌리고 똑바로 서서 배근이 펴지도록 의식하며 상반신을 앞으로 쓰러뜨립니다.

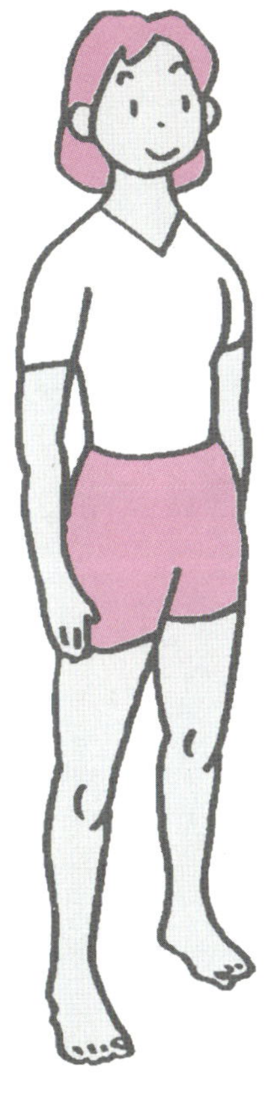

한마디 더

스트레칭 효과는 5번 정도로도 얻을 수 있지만 요통 예방으로 하는 경우에는 10~15번 정도로 하루에 2번 하는 것이 이상적입니다. 대략 2개월 정도면 효과가 나타납니다.

2 무리해서 손을 바닥에 붙이는 것은 ×

무리가 없는 정도로 몸을 쓰러뜨려 5초 정도 정지합니다. 그 후 5초 동안 천천히 원래 자세로 돌아오세요.

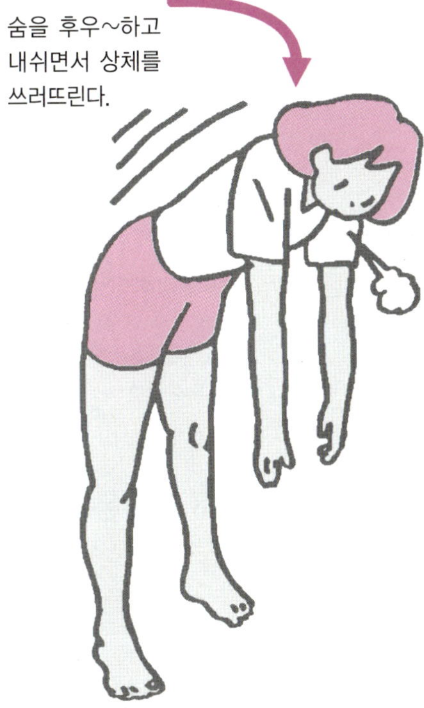

사무직 일로
남은 허리 피로에 ★

앉아서 할 수 있는 스트레칭 ➡ 근육을 한꺼번에 펴준다 등에서 허벅지까지의 ➡ 시간이 없으면 천천히 2번씩

횟수 좌우 각각 5번 정도
- 아플 때까지 구부리지 않는다.
- 무리해서 얼굴을 무릎에 붙이려고 하지 않는다.
- 양손을 바닥에 단단히 붙인다.

의식해야 될 부분
등부터 허리, 엉덩이에서 허벅지 뒷면

1 양 다리를 벌리고 앉아 한쪽 무릎을 구부린다

다리를 펴고 바닥에 앉아서 배근을 쭉 펴준 다음 좌우 다리를 각각 45° 정도로 벌리고 발꿈치가 가랑이 사이에 오도록 한쪽 무릎을 구부립니다.

시선이 밑을 향하면 배근이 구부러진다.

호흡을 멈추지 않도록.

반듯이 드러누워 똑같은 효과의 스트레칭을

반듯이 드러누워 양손을 사용해 한쪽 무릎을 가슴 쪽으로 끌어 올립니다. 좌우 다리를 교대로 5번씩 반복하세요.

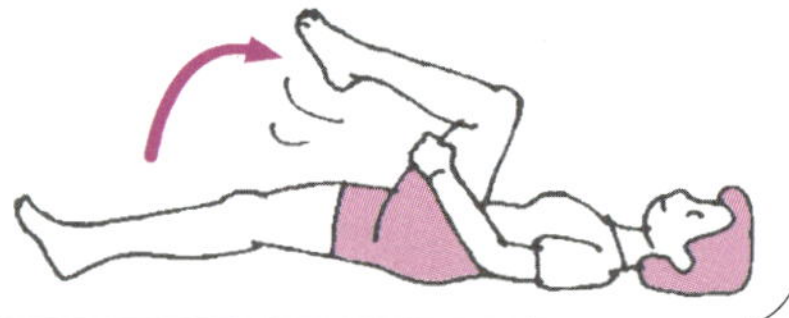

2 시원한 느낌이 기준치

배근을 편 채로 상체를 앞으로 쓰러뜨리세요. 시원하게 느껴질 정도에서 멈추고 숨을 완전히 내쉰 다음, 숨을 들이마시며 상체를 일으켜 세웁니다.

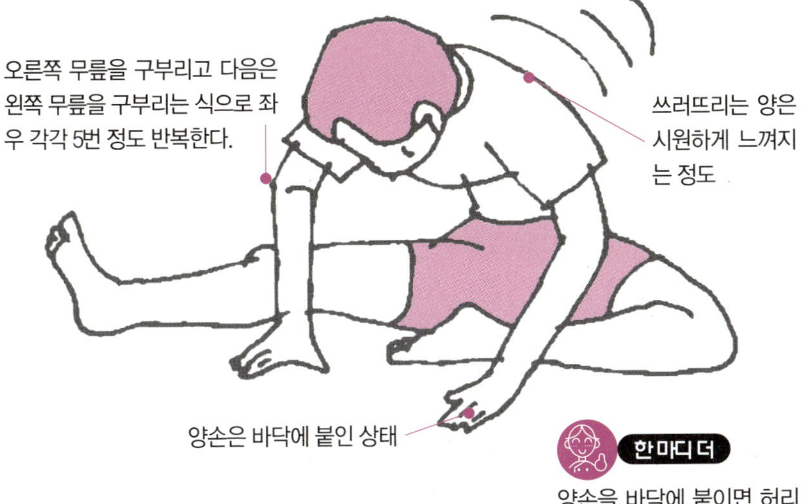

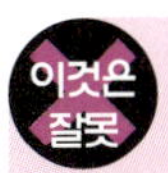
한마디 더

양손을 바닥에 붙이면 허리에 부담이 가지 않습니다.

이것은 잘못 머리를 바닥에 붙이려고 노력한다

한쪽 무릎이 구부러져 있기 때문에 바닥에 머리를 붙이기란 힘든 일입니다. 등부터 허리에 이르는 근육을 펴는 것이 목적이므로 억지로 머리를 바닥에 붙일 필요는 없습니다.

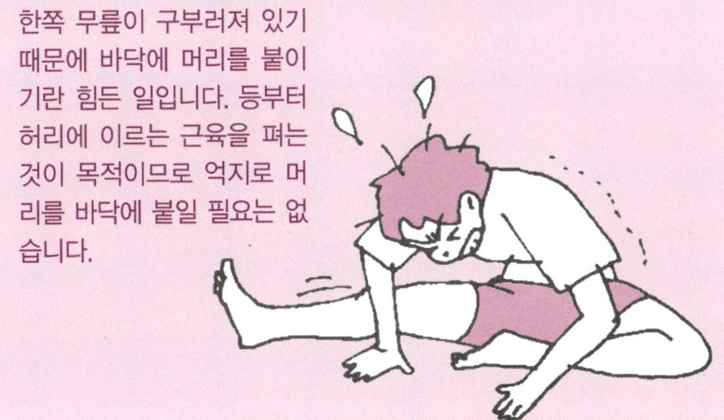

장시간 자세를 바꾸지 않은 뒤에 오는 뼈근함에

횟수 하루 3번 정도를 매일
- 침대나 소파처럼 푹신한 장소가 아니라 바닥이나 마루 위에서
- 눈대중으로만 흉내 내지 말고 허리 전체로 배골의 아치 감각을 확실하게 의식한다.

의식해야 될 부분
등이 바닥에 붙어 있는 느낌

1 배골의 아치를 느낀다

몸 전체의 힘을 뺀 자연체 상태로 바닥에 반듯이 드러눕습니다. 이때 허리가 바닥에서 떠있는 것을 느낄 수 있습니다.

이 교정법을 확실하게 실시하면 복근이 강화된다.

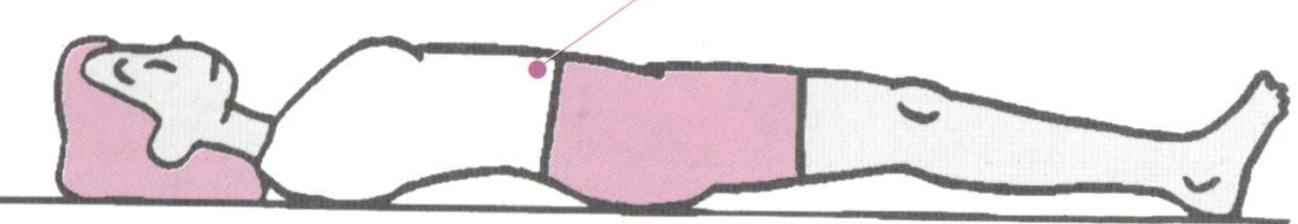

2 배골이 한 개의 막대기가 된 느낌

다리의 힘을 빼고 릴랙스 한 다음 배에 힘을 주어 허리 전체를 바닥에 밀어붙입니다. 이 위치에서 10초 정도 멈추고 자연스럽게 호흡을 한 뒤 숨을 내쉬며 원래의 자세로 돌아오세요.

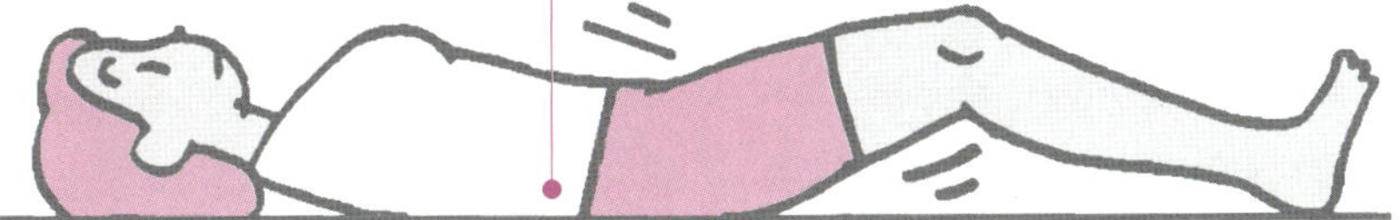

한마디 더

배골은 S자형의 곡선 모양이기 때문에 그냥 드러눕기만 하면 허리 주변이 바닥에서 붕 뜨게 됩니다.

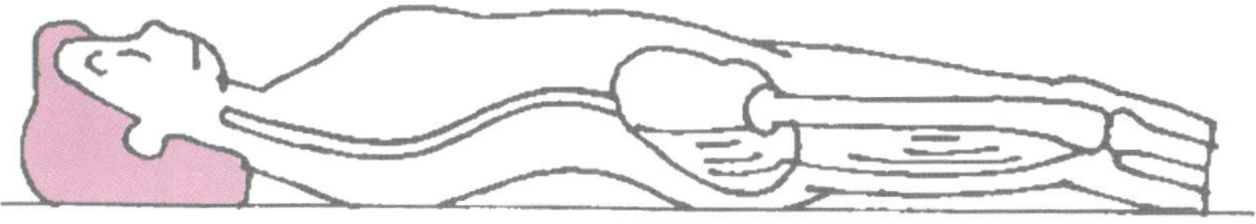

이것은 잘못 허리를 바닥에 잘 밀어붙일 수 없다면

자꾸만 다리에 힘이 들어가 골반을 바닥에 잘 붙일 수 없는 경우에는 무릎을 구부리면 쉽게 할 수 있습니다.

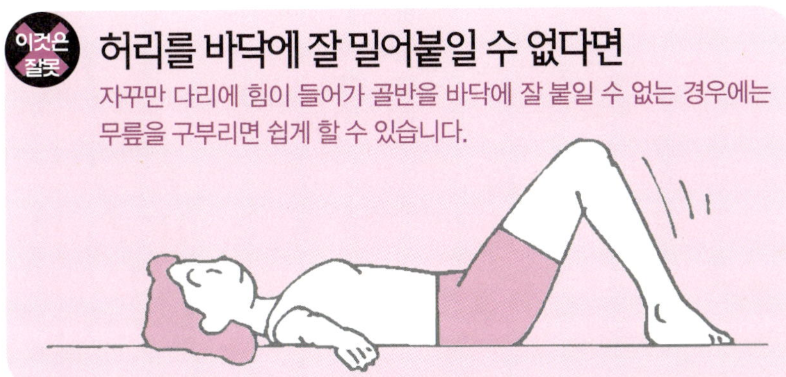

서서 하는
일에서 오는
허리의 뼈근함에

횟수 1번에 30초 정도를
하루에 여러 번

● 바닥이 평평한 신발이나 맨발로 실시한다. 하이
  힐을 신고 하면 역효과
● 서있는 자세로 일하는 동안에도 이 자세를 의식
  하면 허리가 덜 피곤하다.
● 체중을 확실하게 실을 수 있는 벽을 이용한다.

의식해야 될 부분
꼭두각시인형처럼 몸이 위에서
매달려 있는 듯한 느낌

1 상반신을
단단히 밀어붙인다

벽에서 10~20cm 가량 떨
어져서 섭니다. 엉덩이와
어깨가 벽에 붙어있는 것
을 확인하세요. 그리고
허리와 벽 사이의 틈새를
복근(특히 하복부)에 힘
을 주어 메웁니다.

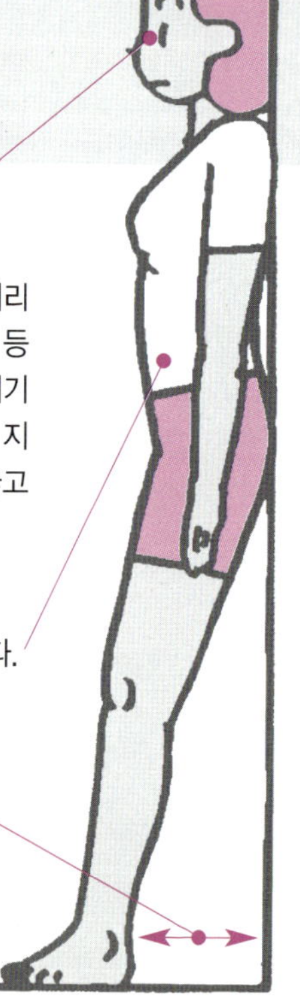

2 벽에 허리가 붙은 듯한 기분으로

1을 통해서 만든 상반신의 자세를 유지하면서 좌우의 팔꿈치를 벽에 붙이세요.

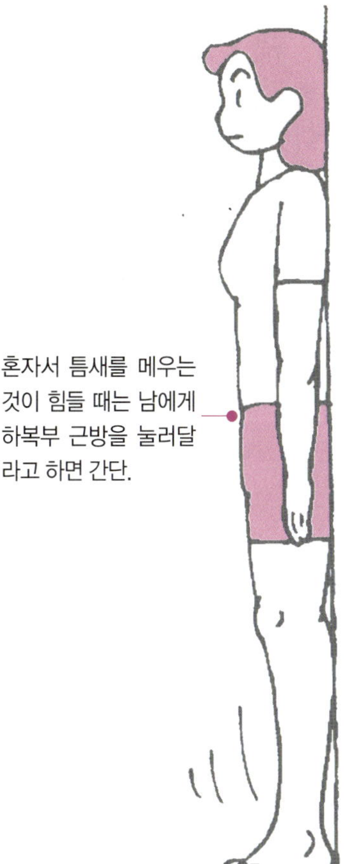

혼자서 틈새를 메우는 것이 힘들 때는 남에게 하복부 근방을 눌러달라고 하면 간단.

끌려 올라가는 듯한 느낌으로

복근에 힘을 준 자세로 발꿈치부터 허벅지가 벽에 딱 달라붙도록 한쪽 다리씩 뒤로 뺍니다.

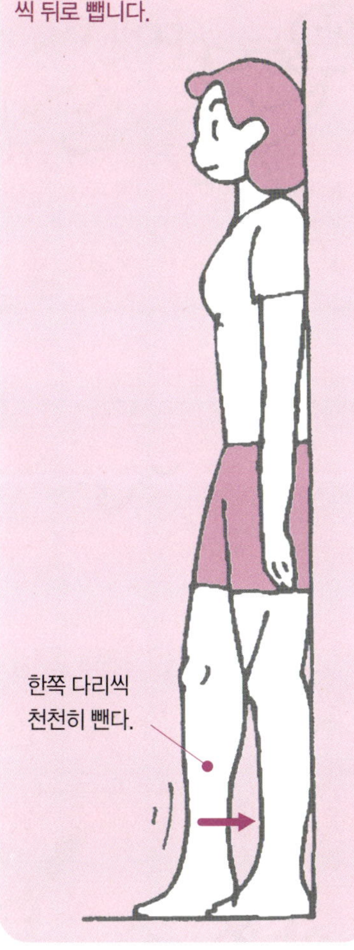

다리가 벽에서 떨어지게 되면 * '공기의자 운동'을 했을 때와 같은 뻐근함이 허벅지에 생깁니다. 이 뻐근함이 느껴지면 벽 쪽으로 조금만 다리를 당기세요. (*벽에 등을 대고 가상의 의자에 앉아있는 듯한 자세를 취하는 등척추운동)

허리가
뼈근할 때나
운동 전에

허리가 뼈근하게 느껴지면 어디에서나 ⇨ **허리의 근육을 풀어주면서 골반 교정도 된다** ⇨ **벽이나 책상을 밀며 허리를 편다**

횟수 1번에 10초를 좌우 5번씩
- 체중을 확실하게 실을 수 있는 벽이나 의자를 이용한다.
- 스트레칭과 골반 교정을 동시에 할 수 있다.
- 좌우 다리를 바꿔가며 양쪽 다리를 모두 한다.

의식해야 될 부분
등부터 허리의 신장

1 벽을 향해 똑바로 선다

벽에서 40~50cm 떨어져서 다리를 어깨 폭 정도로 벌리고 섭니다.

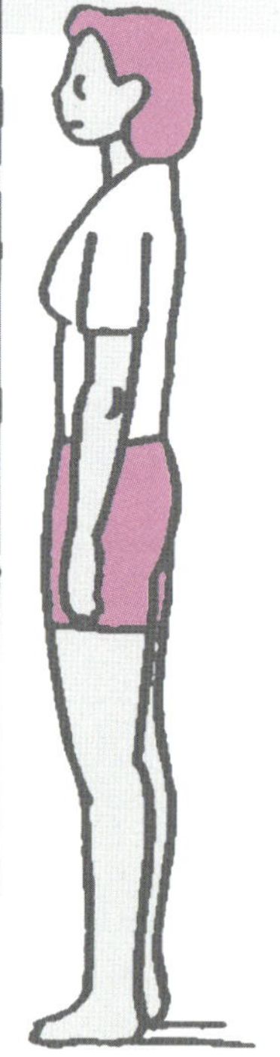

2 시원함이 느껴지는 정도까지 다리를 편다

양손을 벽에 붙이고 팔꿈치를 펴고 한쪽 다리를 뒤로 빼세요. 시원함이 느껴지는 정도에서 멈추고 그 자세 그대로 숨을 5초 동안 천천히 내뱉습니다.

3 갑자기 힘을 쑥 빼지 않는다

팔꿈치를 구부리면서 뒤로 뺐던 다리를 천천히 제자리로 가져옵니다. 좌우 각각 5번을 기준으로 삼으세요.

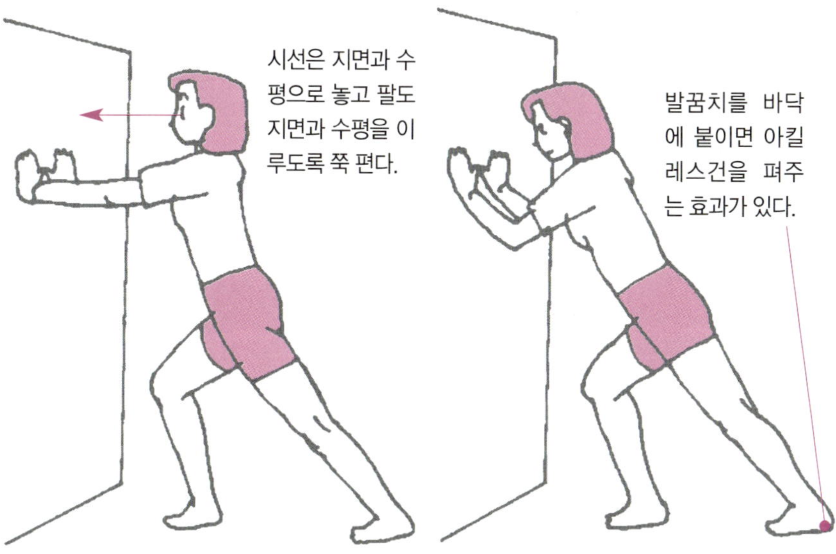

한마디 더

의자나 책상을 대신 사용

팔을 지면과 수평이 되도록 폈을 때 잡을 수 있는 높이의 것으로 체중을 실어도 불안정하지 않으면 어떤 물건도 대용할 수 있습니다.

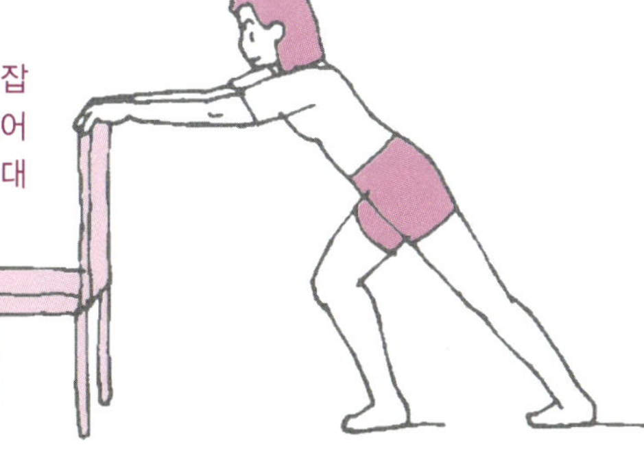

허리가
묵직하고
뼈근하고
뭉쳤을 때

횟수 하루에 5번 정도

● 바닥이나 마루 등 딱딱한 장소를 이용한다.
● 몸이 충분히 따뜻해져 있는 목욕 직후가 최적
● 근력 강화나 유연운동도 된다. 종합적인 요통
   대책 운동

의식해야 될 부분
배골을 고양이처럼 웅크린다.

1 고양이처럼 등을 웅크린다

네 발로 엎드려 숨을 크게 들이마십니다. 그리고 팔꿈치를 쭉 편 상태로
숨을 내쉬며 배꼽을 쳐다보듯이 등을 둥글게 웅크리세요.

한마디 더

등을 웅크릴 때 배꼽을 들여다
보도록 하세요. 그러면 등이 천
장에 달라붙는 것처럼, 또는 천
장에 매달려 있는 것처럼 웅크릴
수 있습니다.

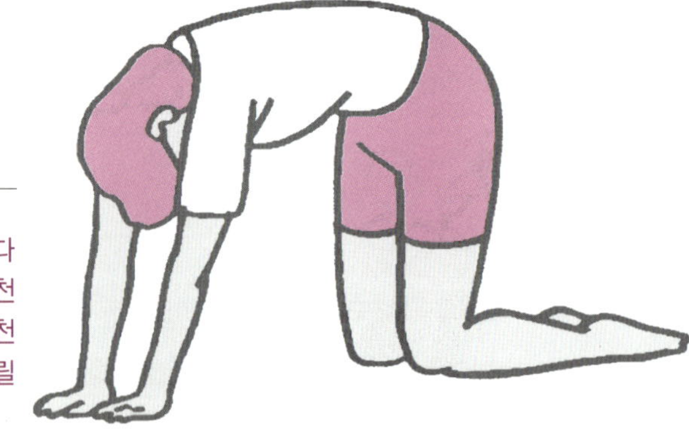

2 허리가 괴롭지 않을 정도로

다시 숨을 크게 들이마시고 내뱉으면서 등을 조금 젖히고 시선을 천장 쪽으로 가볍게 올립니다. 허리가 아프기 시작하면 역효과이므로 시원하다 싶은 정도에서 멈추세요.

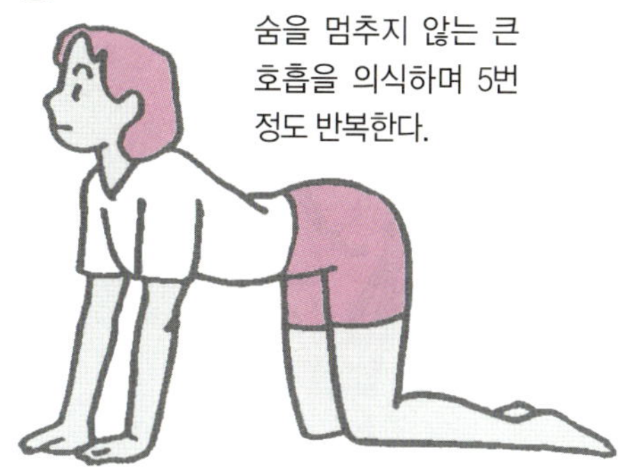

숨을 멈추지 않는 큰 호흡을 의식하며 5번 정도 반복한다.

 **한마디 더**

팔부터 등까지도 쭉 펼 수 있다

네 발로 엎드린 자세에서 양 팔꿈치나 겨드랑이를 바닥에 붙이고 엉덩이를 뒤로 쭉 뺍니다. 시원하게 허리나 팔이 펴졌을 때 천천히 숨을 내쉬세요.

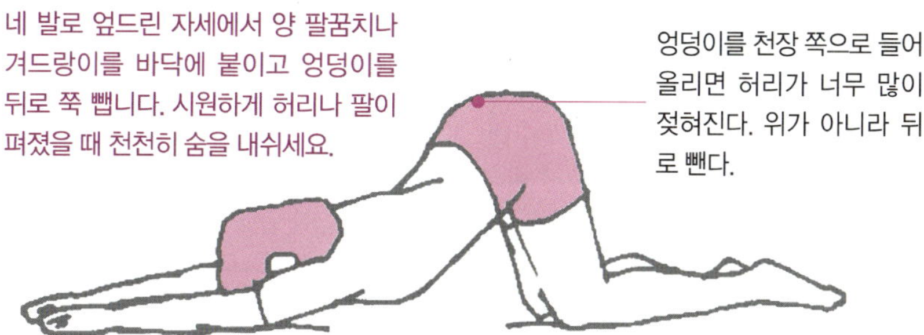

엉덩이를 천장 쪽으로 들어 올리면 허리가 너무 많이 젖혀진다. 위가 아니라 뒤로 뺀다.

이것은 잘못 고양이 포즈도 도가 지나치면 ×

이런 포즈로는 오히려 허리를 다치게 됩니다.

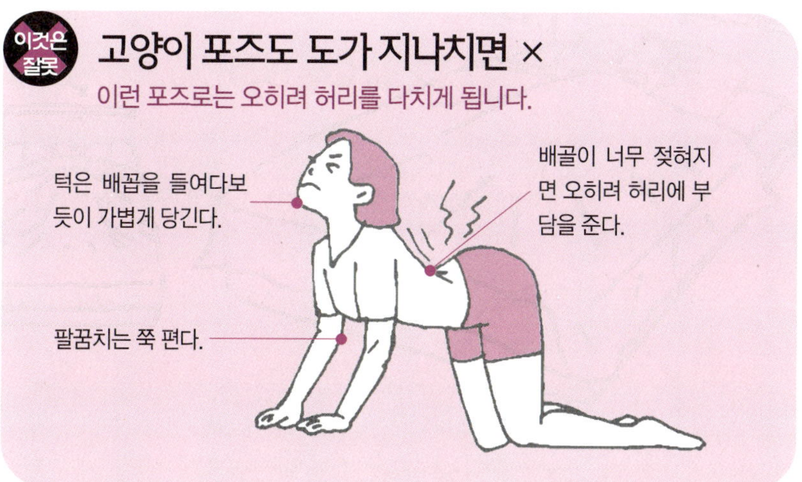

턱은 배꼽을 들여다보듯이 가볍게 당긴다.

배골이 너무 젖혀지면 오히려 허리에 부담을 준다.

팔꿈치는 쭉 편다.

근육피로를 풀어주고 장애 예방도 된다

키네시오 테이프의 사용법

이래서 키네시오 테이프가 좋다

1. 근육의 기능을 바르게 돌려놓는다

늘어나거나 비정상적으로 긴장된 근육을 원상태로 돌려놓거나 약해진 근육을 강하게 만들어줍니다.

2. 혈액이나 림프액의 순환을 좋게 만든다

혈액이나 림프액의 순환이 나빠지면 특정 장소에 쌓여 혈액이 정맥 내에서 뭉치는 울혈(鬱血)이 일어나거나 신경을 압박합니다. 키네시오 테이프는 혈액이나 림프액의 순환을 좋게 만들고 이들의 통증을 없애줍니다.

3. 통증을 억제한다

아픈 부분에 손을 대면 자연스럽게 통증이 가라앉습니다. 이와 같은 효과를 테이프를 붙임으로써 피부나 근육을 자극해서 끌어내는 것입니다.

4. 비틀린 관절을 바로잡는다

근육의 비정상적인 긴장으로 뼈가 잡아당겨지면 관절이 비틀리게 됩니다. 테이프로 반대쪽으로 잡아당겨 이 비틀림을 바로잡아 줍니다.

5cm 폭의 테이프는 만능

●붙이는 장소나 상황에 따라 나눠 쓸 수 있도록 키네시오 테이프에는 4종류의 폭이 있습니다. 그 중에서도 5cm 폭의 테이프는 거의 모든 경우에 대처할 수 있는 만능 타입.

이 점은 주의

●테이프에 붙은 종이를 단번에 떼어내면 테이프가 두루루 말려버리므로 종이는 조금씩 벗겨내야 된다.
●테이프를 붙일 부분은 로션이나 유액 등을 바르지 말고 깨끗하게 놔둔다.
●붙인 다음에 당기는 느낌이 들면 너무 세게 붙인 것. 테이프를 벗기고 다시 느슨하게 붙인다.
●2~3일은 붙인 채로 놔둬도 괜찮지만 목욕 후에는 물기를 닦아주고 잘 말려준다.

테이프의 4가지 기본형

관절이 움직이는 방향이나 근육이 붙는 방식은 몸의 부위에 따라서 다릅니다. 키네시오 테이프는 절개가 다른 4가지 형태의 조합으로 다양하게 사용할 수 있습니다.

I자 테이프

테이프를 그대로 사용한다.

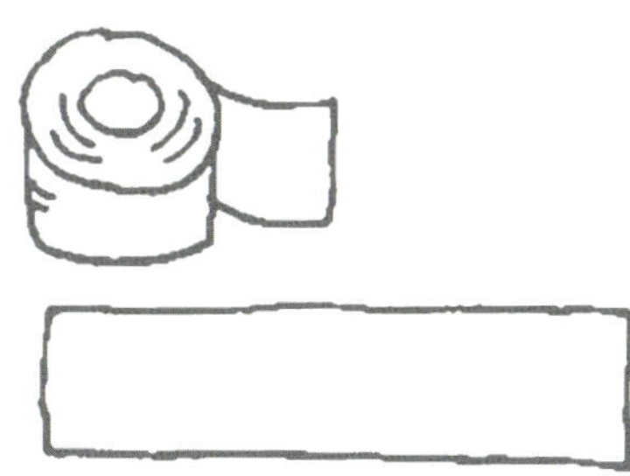

Y자 테이프

세로로 한 군데 절개를 집어넣는다.

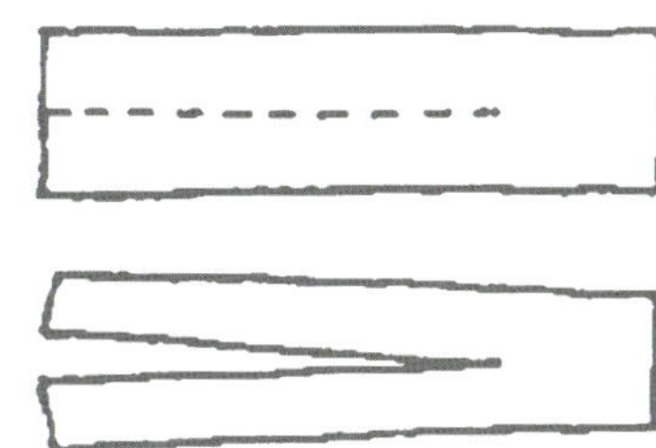

X자 테이프

테이프의 양쪽 가장자리에 세로로 절개를 집어넣는다.

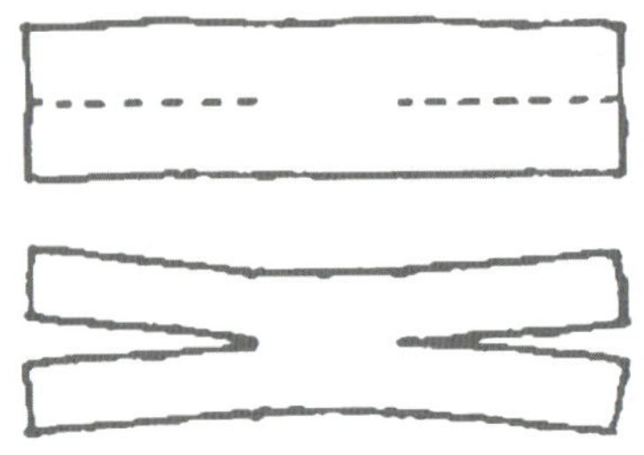

갈고리 모양 테이프

한쪽 방향에 세로로 3~4군데 절개를 집어넣는다.

떨어지지 않도록 키네시오 테이프를 붙이는 방법

몸을 편하게 해주었을 때 테이프가 쭈글쭈글해지면 올바르게 붙였다는 증거입니다.

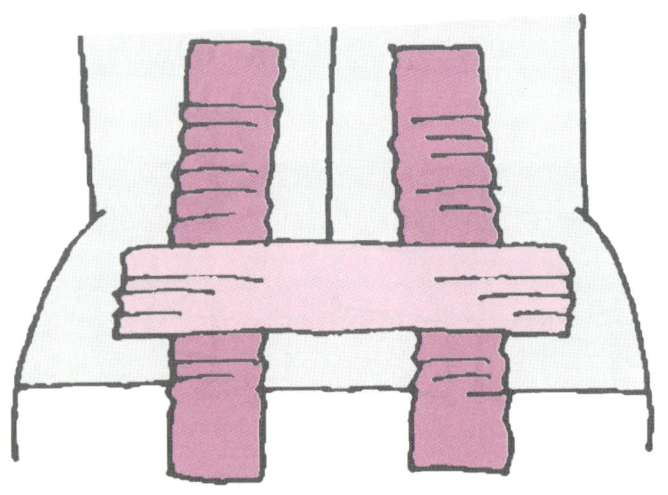

1 아픈 부위를 찾는다.

2 부위에 맞춰서 테이프를 자른다.

3 붙일 자리의 근육이나 피부를 쭉 늘린다.

4 테이프 가장자리를 붙이고 근육을 쭉 늘린 채 천천히 붙이기 시작한다.

5 테이프가 잘 붙었는지 확인한다. 특히 가장자리는 잘 벗겨지므로 요주의!

6 편한 자세로 돌아간다.

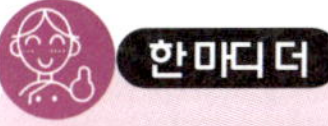
한마디 더

키네시오 테이프는 물을 튕겨냅니다. 목욕이나 설거지도 그냥 붙인 채로 해도 괜찮습니다.

갑작스러운 통증에 ★ 대한 대처법

이래서 아프다

● 일상생활 도중 허리가 약해져 있을 때 일어난다. 주변에 있는 조직(작은 근육이나 근막)의 손상이 원인인 경우가 많다.

이 점은 주의

● 냉찜질을 해주고 안정을 취하는 것이 최고. 키네시오 테이프는 허리 주변의 조직 재생을 촉진시켜서 치유를 앞당긴다. 재발을 예방하는 데에도 사용할 수 있다.

1~2일 후부터 키네시오를 우선은 냉찜질을 해주고 안정. → 삐끗한 허리에 잘 듣는 테이핑 방법

테이프의 사전준비

35cm I자 테이프 1개
※테이프의 길이는 대략적인 기준입니다.
체격에 맞춰서 길이를 바꾸세요.

 **이런 식으로 사용**

붙일 자리의 근육을 펴준다
똑바로 서서 허벅지부터 등에 이르는 근육을 쭉 펴주세요.

 **한마디 더**

좌우 어느 한쪽이 아픈 경우에는 통증이 있는 쪽에, 양쪽이 다 아픈 경우에는 양쪽에 붙이세요.

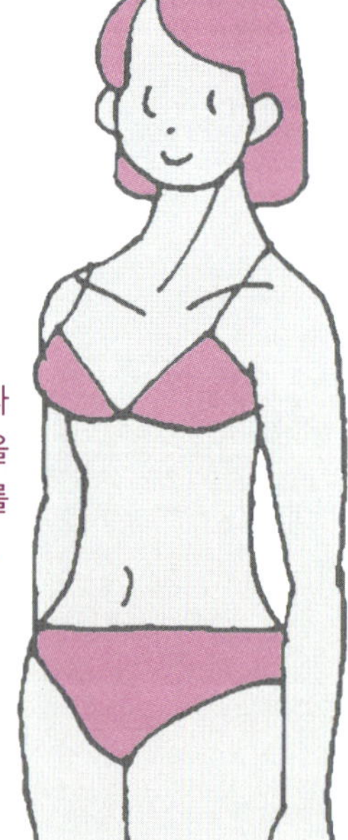

만약 가렵거나 염증이 생겼을 때는 테이프를 바로 벗기세요.

다리 뿌리 부분부터 I자 테이프

통증이 있는 쪽 다리 뿌리 부분보다 약간 아래쪽에서부터 붙이기 시작합니다.

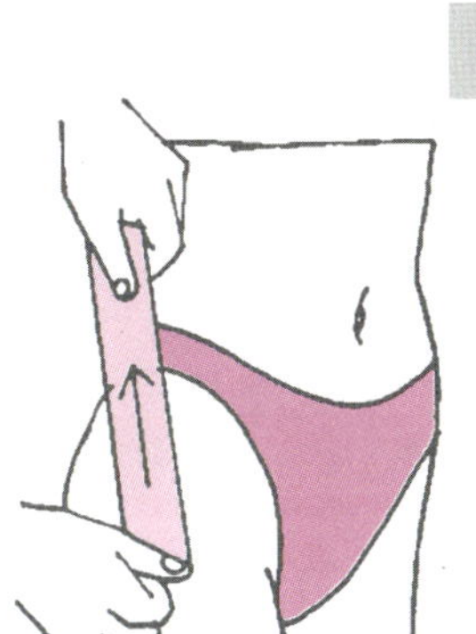

몸을 앞으로 수그리고

몸을 앞으로 수그려서 허리 전체를 펴주세요. 아까 붙인 장소를 꾹 누르며 테이프를 펴줍니다.

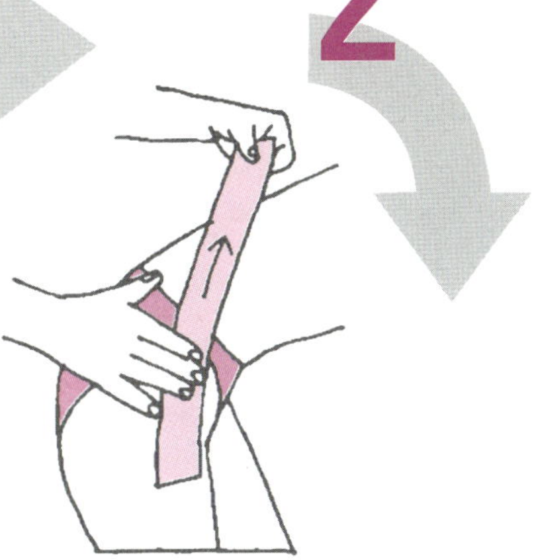

2~3일 간격으로 갈아 붙인다

테이프가 꼬이거나 쉽게 벗겨지므로 주로 테이프 가장자리를 중심으로 혹시 떨어지지 않았나 확인하세요.

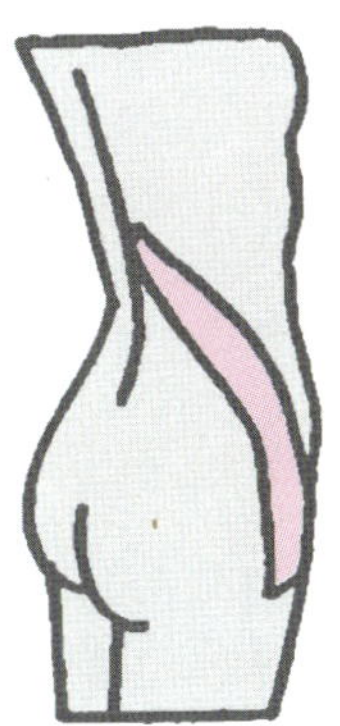

등 중앙으로

앞으로 수그린 상태로 등 중앙, 배꼽 바로 윗부분까지 테이프를 붙이세요.

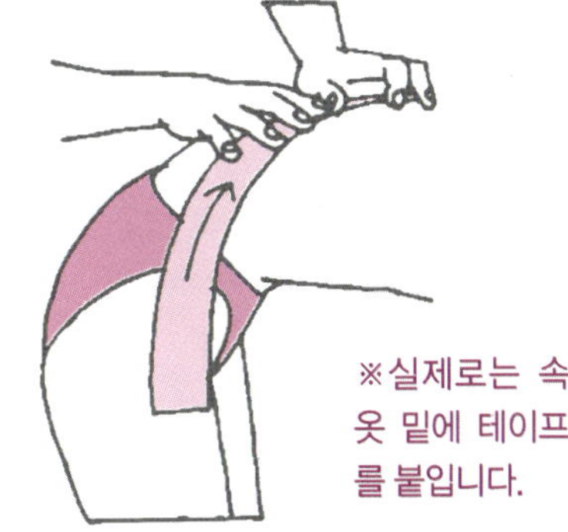

※실제로는 속옷 밑에 테이프를 붙입니다.

하반신이 저리는 통증 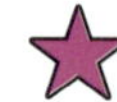

이래서 아프다
- 뼈와 뼈 사이에 있는 쿠션이 튀어나와 신경을 압박하며 통증이 일어난다. 어떤 동작 때문에 일어나는 급성과 통증이 있었다가 없어졌다가 하는 만성이 있다.

이 점은 주의
- 통증의 원인이 몸 깊숙한 곳에 있기 때문에 테이프를 붙이고 나서 당장은 효과가 나타나지 않는다. 30분에서 1시간 정도면 통증이 누그러지기 시작한다. 예방도 겸해서 장시간, 장기간 계속 붙여둔다.

테이프의 사전준비

20cm I자 테이프 3개
※테이프의 길이는 대략적인 기준입니다.
체격에 맞춰서 길이를 바꾸세요.

 **이런 식으로 사용**

붙일 자리의 근육을 펴준다
다리를 허리 폭 정도로 벌리고 똑바로
서서 상체를 앞으로 쓰러뜨린다.

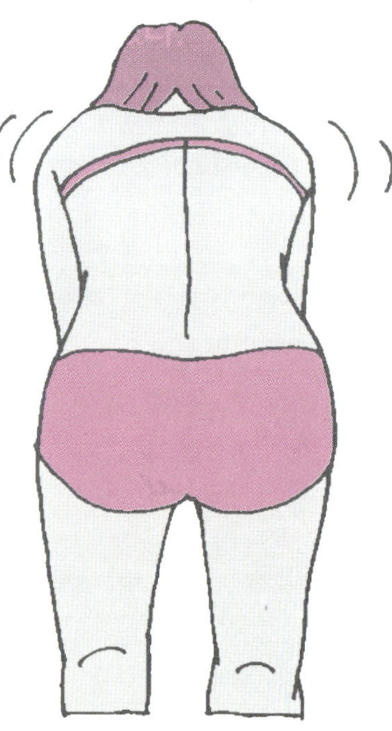

배골과 직각으로 1개

배골과 테이프 가운데가 교차되듯이 수직으로 테이프를 붙입니다.

대각선으로 1개

아까 붙인 테이프의 가운데와 교차되듯이 테이프를 비스듬히 붙입니다.

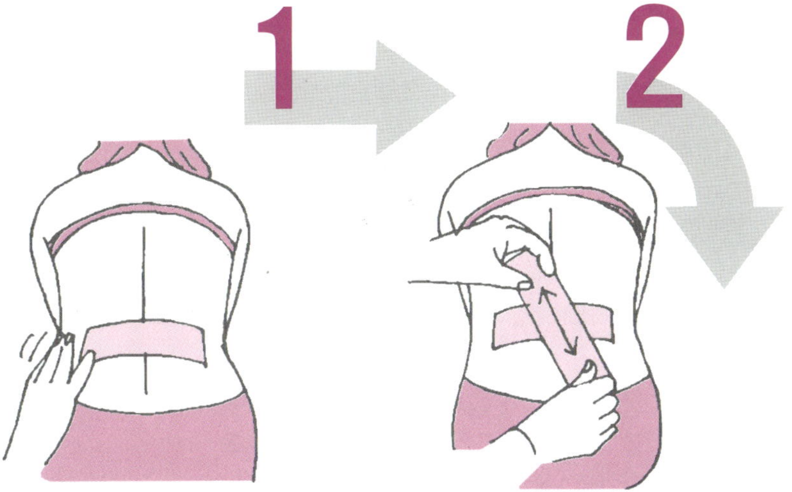

1개월은 계속 붙인다

똑바로 일어섰을 때 테이프에 주름이 갈 정도의 강도로 붙이세요. 2~3일 간격으로 갈아 장기간 계속 붙여줍니다.

다른 한쪽 방향에도 대각선으로 1개

마찬가지로 반대쪽에서도 비스듬히 다른 테이프와 가운데가 교차되듯이 붙입니다.

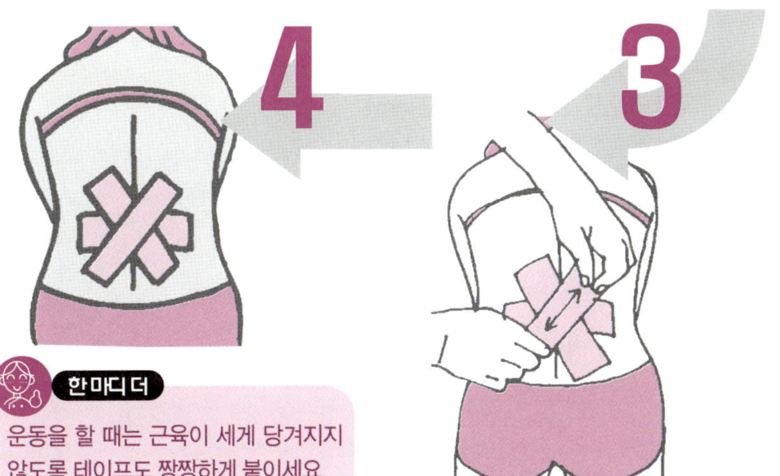

한마디 더

운동을 할 때는 근육이 세게 당겨지지 않도록 테이프도 짱짱하게 붙이세요.

뻐근함이나 묵직함을 ★
동반하는 통증에

골반 이상에서 오는 통증에 잘 듣는 테이핑 방법

→ 키네시오로 통증을 억제하고
부지런히 자세를 바꿔준다

이래서 아프다
● 서서 하는 일이나 사무직 일 등 같은 자세가 지속되면 허리가 계속 압박되어 골반에 이상이 생겨난다. 몸을 옥죄는 여성의 속옷이나 옷 등도 원인이 된다.

이 점은 주의
● 키네시오 테이프를 장기간 붙이고 있으면 쉽게 치료할 수 있다. 하지만 근본적인 원인인 장시간 지속되는 일정 자세나 몸을 옥죄는 옷 등도 동시에 바로잡는 것이 중요. 자세를 부지런히 바꿔주거나 집 등지에서는 쫄리지 않는 복장을 입는 등 일상생활 속에서 개선해 나간다.

테이프의 사전준비

30cm I자 테이프 1개
30cm Y자 테이프 1개(절개는 25cm)
※ 테이프의 길이는 대략적인 기준입니다.
체격에 맞춰서 길이를 바꾸세요.

 이런 식으로 사용

붙일 자리의 근육을 펴준다
다리를 허리 폭 정도로 벌리고 똑바로 서서 상체를 앞으로 쓰러뜨리며 허리의 근육을 펴줍니다.

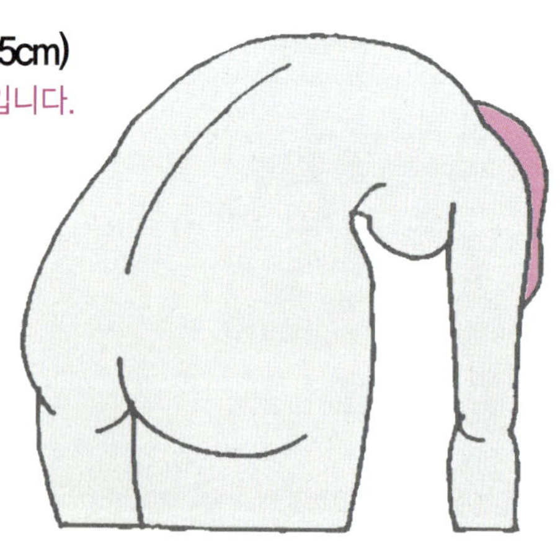

1 가로로 I자 테이프

엉덩이 골이 없어지는 부분에서 손가락 4개 정도 위를 중심으로 가로 방향으로 I자 테이프를 붙입니다.

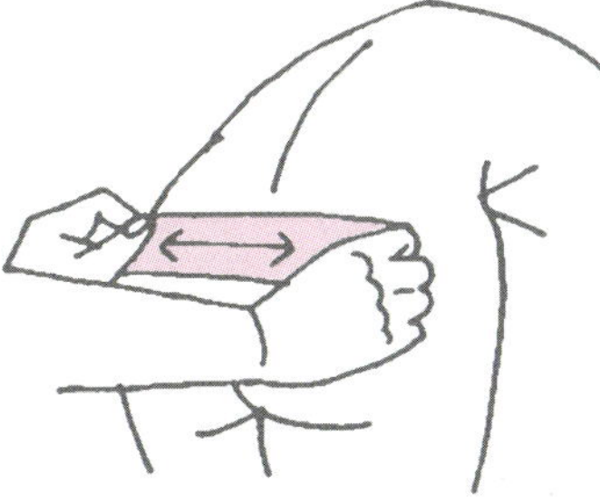

2 허리가 아픈 쪽 허벅지에 Y자 테이프

허벅지에 절개가 없는 쪽을 붙이고 한 쪽 절개는 엉덩이 밑에서 꼬리뼈 방향으로 반원을 그리듯이 붙입니다.

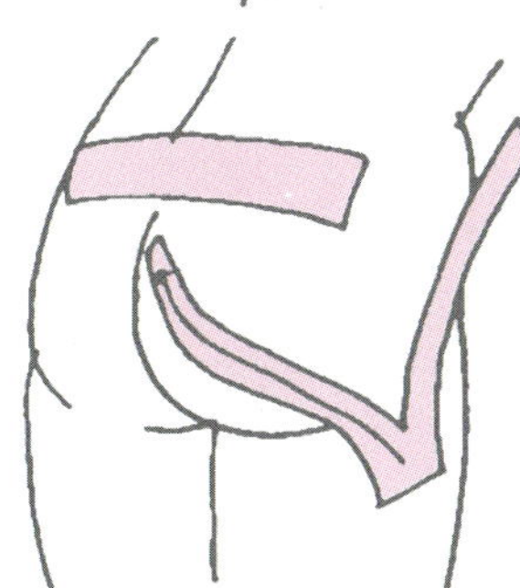

3 Y자 테이프로 엉덩이를 감싸듯이

반대쪽 절개 테이프는 허벅지 측면을 따라 붙입니다.

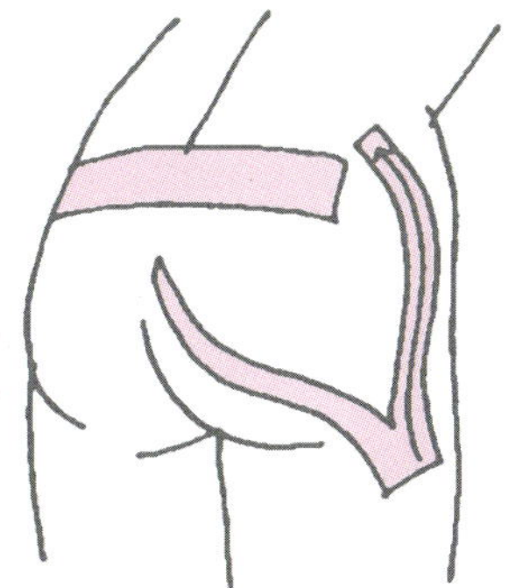

4 2~3일 간격으로 갈아 붙인다

양쪽에 통증이 있는 경우에는 양쪽 허벅지에 테이프를 붙이세요. 2~3일 간격으로 갈아 장기간 계속 붙여 주세요.

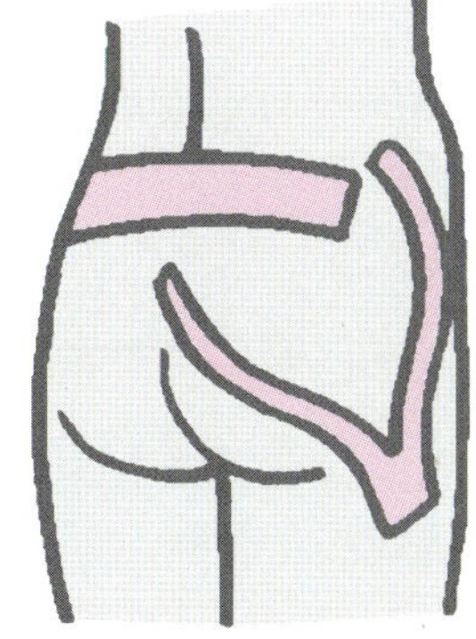

통증은 별로 없지만★
오래 걸을 수 없다

이래서 아프다
● 골다공증이나 근력저하, 근육피로 등 때문에 일어난다.

이 점은 주의
● 노화로 인한 통증은 바로 회복되지 않으므로 장기간 계속하는 것이 중요. 또한 근력을 단련하는 운동이나 보행도 가급적 병행해주면 회복이 빨라진다.

테이프의 사전준비

30cm I자 테이프 2개
20cm I자 테이프 1개
※테이프의 길이는 대략적인 기준입니다.
체격에 맞춰서 길이를 바꾸세요.

 **이런 식으로 사용**

**붙일 자리의 근육을 펴주고
I자 테이프를 붙이기 시작한다**
다리를 허리 폭 정도로 벌리고 똑바로 섭니다. 엉덩이의 가장 봉긋한 자리에 30cm I자 테이프의 끄트머리를 붙이세요.

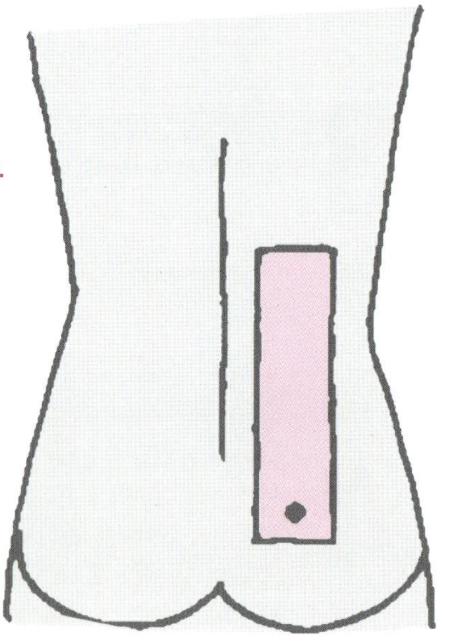

허리를 숙이고 붙인다

몸을 앞으로 수그리고 테이프를 잡아당기며 등까지 쭉 붙입니다.

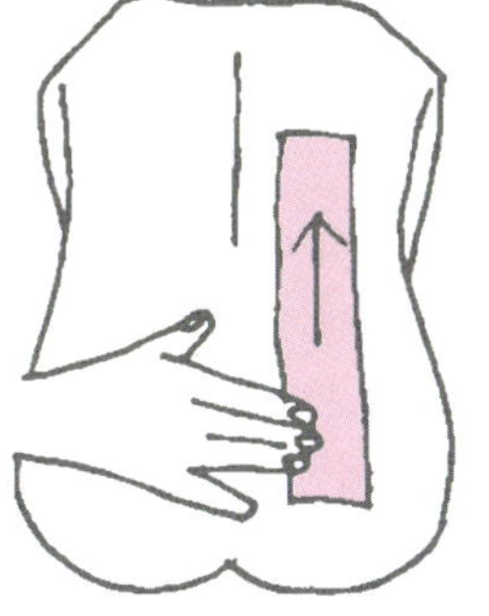

30cm I자 테이프를 평행으로

다른 1개의 30cm I자 테이프를 앞서 붙여둔 테이프와 배골을 끼고 평행으로 붙입니다. 우선은 똑바로 선 자세로 다시 돌아왔다가 1의 요령으로 붙이세요.

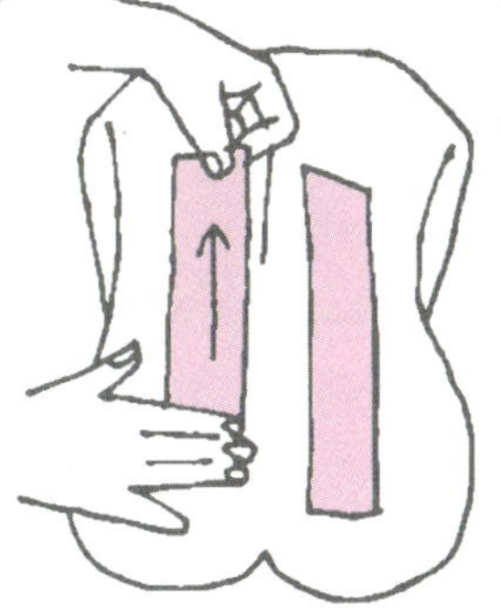

2~3일 간격으로 갈아 붙이며 장기간 계속한다

2~3일 간격으로 갈아 장기간 계속 붙여줍니다. 보행이나 근력 강화도 함께 실시해 주세요.

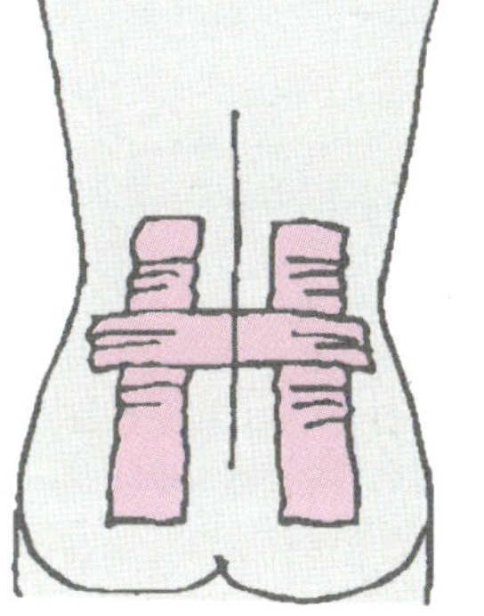

세게 당기며 20cm I자 테이프를

상체는 여전히 앞으로 수그린 상태입니다. 허리 라인의 잘록한 부분 약간 밑에 20cm I자 테이프를 가로방향으로 좀 세게 당기며 붙이세요.

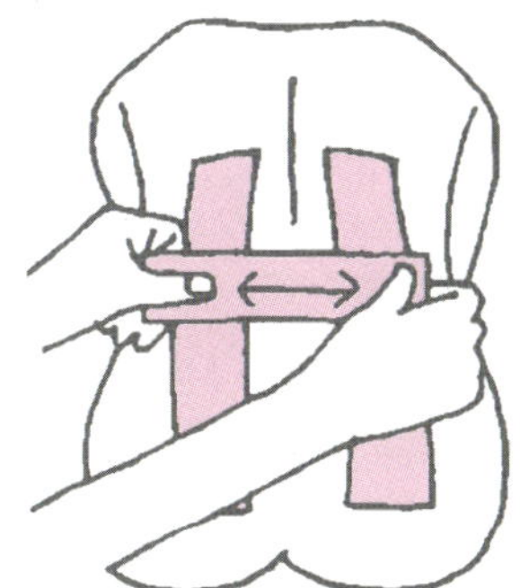

심신의 휴식으로 요통을 치료한다

낮잠의 효과

- 교감신경의 작용을 억제한다.
- 뇌의 피로를 달래준다.
- 반나절의 피로를 풀어준다.
- 낮잠 후 더욱 활발하게 움직일 수 있다.

이런 식으로 쉴 수 있다

20~30분의 낮잠을

낮잠을 잘 타이밍은 점심식사 후 오후 2시경 졸음이 쏟아질 때입니다. 장시간 자게 되면 본격적인 수면이 되어 밤의 숙면을 저해하게 됩니다. 20~30분의 낮잠이 적당합니다.

장시간 자지 않기 위해서라도 누워서 자지 않는 낮잠이 바람직하다.

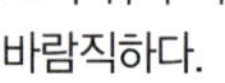

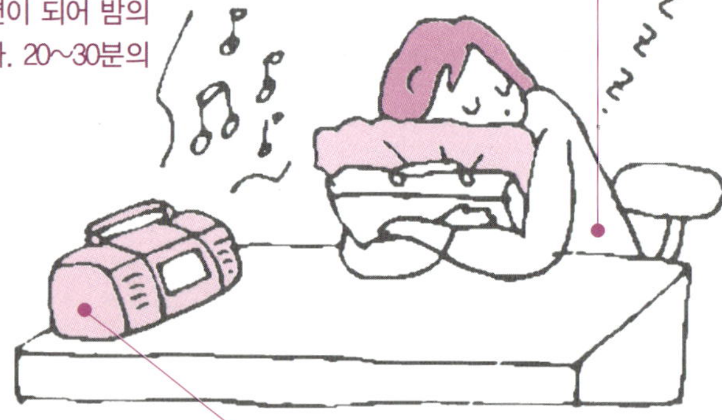

실내를 좀 어둡게 하거나 삼림욕 타입의 향기, 조용한 음악을 틀어주는 등 편히 쉴 수 있는 분위기를 조성해주면 효과적.

한마디더

낮잠을 위한 유료 공간이나 대낮 근무 시간에 이용할 수 있는 비즈니스 호텔도 있습니다. '직장에서 낮잠이라니, 도저히 엄두도'라는 분은 이런 장소를 이용하는 것이 어떨까요?

숙면의 효과

- 뇌의 활동을 쉬어주고 심신 모두 안정을 취하게 한다.
- 근육이 풀어지며 육체적으로 회복된다.
- 이튿날 전신이 효과적으로 움직인다.

이런 식으로 쉴 수 있다

좋아하는 곡을 들으며

이불 속에 들어가기 전에 정신적으로 안정시켜 줍니다. 목욕에도 그런 효과가 있고 흥분되지 않는 리듬의 좋아하는 곡을 틀어주는 것도 효과적입니다. 습관적인 가벼운 불면증에는 클래식 음악을 권장합니다.

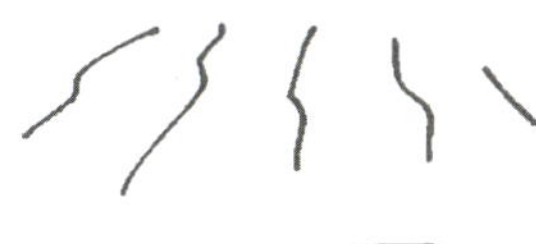

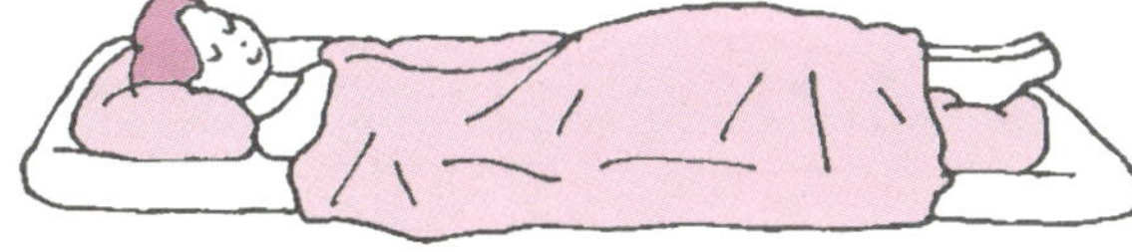

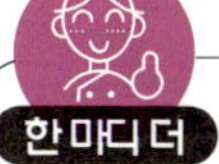

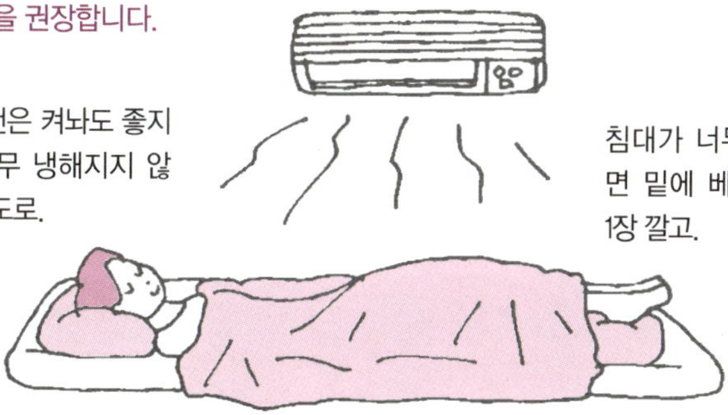

한마디 더 교감신경과 부교감신경

교감신경이란

아드레날린이라 불리는 호르몬의 분비를 자극합니다. 뇌가 활발하게 움직이고 있을 때 왕성하게 활동합니다. 정신적으로는 긴장상태에 놓입니다.

부교감신경이란

아드레날린의 분비를 억제하고 정신적으로는 릴랙스 상태로 만들어줍니다.

어느 쪽이 주역?

행동 중에는 교감신경, 휴식 중에는 부교감신경, 이렇게 어느 한쪽의 신경이 주가 되어 활동합니다. 교감신경에서 부교감신경으로 전환하는 데에는 시간이 좀 걸리고 그 반대 전환은 빨라서 릴랙스 상태는 되기 힘든 반면, 긴장상태로는 바로 전환됩니다.

스트레스를
해소해서 치료한다

이너리조트의 효과

● 통근 중이나 휴식시간 등 짬을 내어 할 수 있다.
● 스트레스를 단시간에 해소할 수 있다.
● 발상력이 연마된다.

이런 식으로 쉴 수 있다

스트레스에서 기인되는 요통도 있다
과로, 노동의 부담, 정신적인 문제. 요통은 스트레스에서도 비롯됩니다. 그 증거로 휴일 등 '일에서 해방되자마자 통증이 나았다' 라는 사람도 허다합니다. 이너리조트는 그런 분들에게 더욱 권장해 드리고 싶은 치료법입니다.

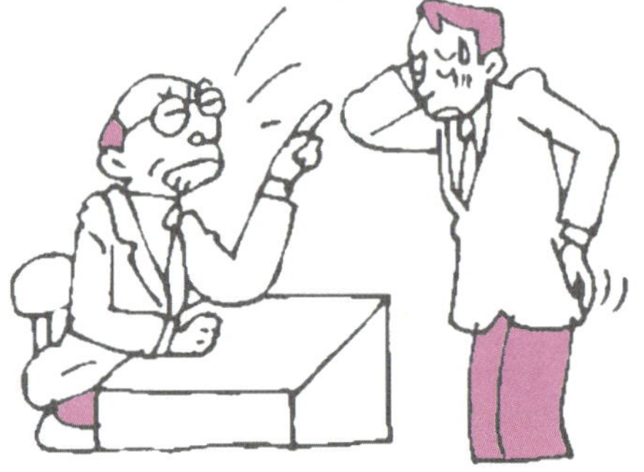

한마디더 **스트레스에서 오는 요통의 공포**

스트레스에서 오는 요통은 자각증상밖에 없고 X-ray 검사 등에서도 이상이 드러나지 않습니다. 그래서 의사도 그 사람의 요통 정도를 잘 모르는 경우가 있습니다. 쉬어주면 낫는다고 해도 장기휴가를 쓸 때는 의사의 진단서를 필요로 하는 회사도 있는 법. 더군다나 '저번 달에는 허리가 아프다고 하더니 이번 달 초에는 회사를 쉬고 여행을 갔다' 라는 사태가 벌어지면 나중에 따가운 눈총을 받을 것이 확실합니다. 결과적으로 요통 때문에 인간관계가 악화되는 경우도 있는 것입니다. 스트레스의 근본을 찾아내서 개선하는 일이 가장 중요하지만 찾을 때까지 어쩌면 오랜 시간이 걸릴지도 모릅니다. 그래서 이너리조트가 필요한 것입니다.

즐거운 추억이나 예정을 떠올린다

처방이라 해도 도구나 긴 시간, 장소가 필요한 것은 아닙니다. 여행의 추억이나 기대하고 있는 예정을 떠올리는 것만으로도 정신적으로 릴랙스 할 수 있습니다.

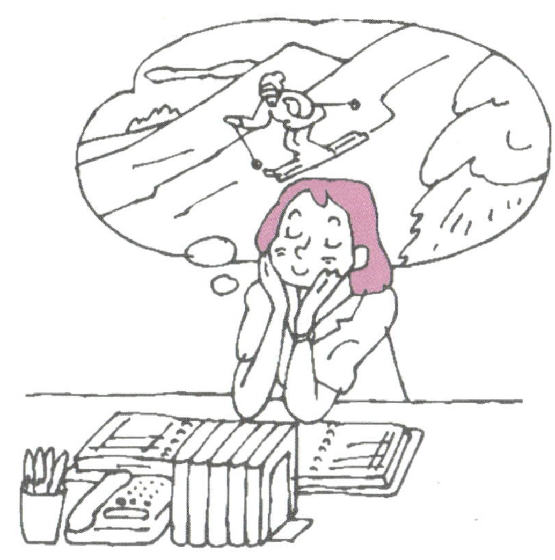

추억이 담긴 물건이나 음악을 이용

보다 깊은 이너리조트에 들어가려면 그 광경을 연상시키는 소도구가 효과를 높여줍니다. 현지에서 찍은 사진을 보거나 장소, 계절 등을 연상시키는 음악을 들으면 더욱 선명하게 떠올릴 수 있습니다.

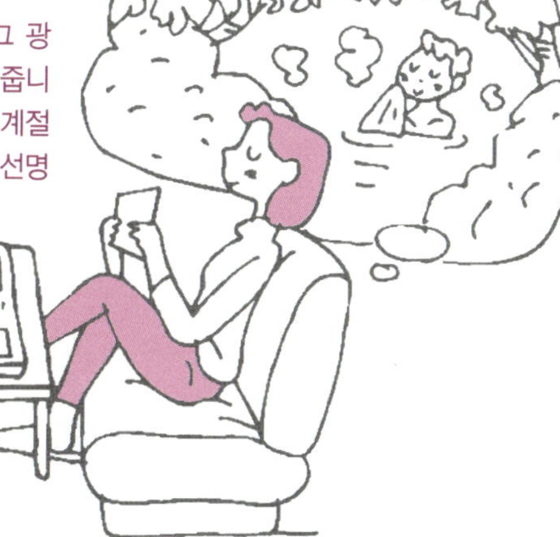

맛과 영양학적인 효과를 동원해 요통을 치유한다

핫밀크의 효과

● 흥분이나 짜증을 억제하는 칼슘이 풍부
● 수면을 촉진시키는 호르몬을 만드는 요소가 함유되어 있다.
● 피부에 좋은 단백질도 함유되어 있다.
● 적절한 온기는 릴랙스 효과 만점

핫밀크 만드는 방법

준비물
● 200cc 우유
● 냄비
● 1~2스푼 정도의 설탕이나 벌꿀

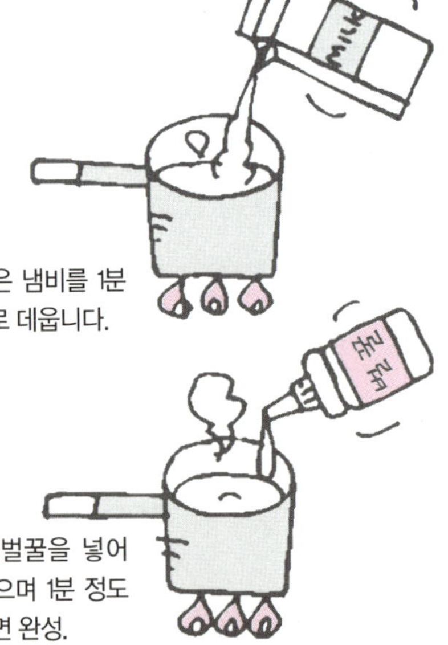

①우유를 넣은 냄비를 1분 정도 약불로 데웁니다.

②설탕이나 벌꿀을 넣어 천천히 섞으며 1분 정도 더 데워주면 완성.

너무 뜨겁지 않은 온도로

펄펄 끓는 온도까지 데우면 교감신경과 부교감신경의 균형이 무너져 오히려 잠이 잘 안 오게 됩니다. 입으로 식히지 않더라도 마실 수 있는 정도로 데우세요.

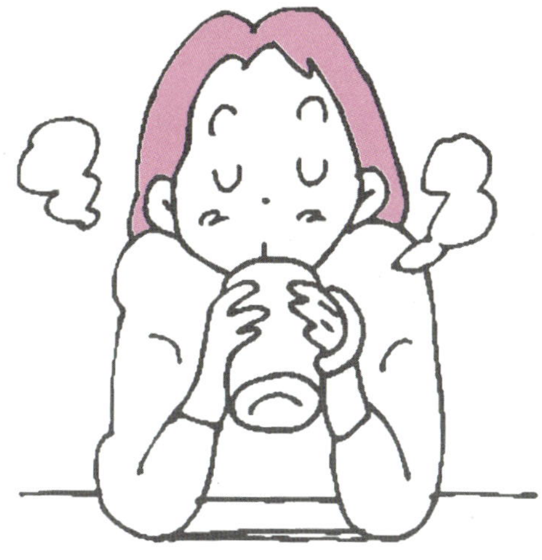

적절한 당분은 안정을 주는 효과가 있습니다. 하지만 과도하게 섭취하는 것은 금물. 이것이 원인이 되어 비만 등과 같은 생활습관병에 걸릴 수도 있습니다.

핫밀크에 질리면

· **탈지분유** : 저칼로리에 산뜻한 맛, 적당한 단맛이 처음부터 들어가 있습니다.
· **콩가루 우유** : 1~3스푼의 콩가루와 같은 양의 설탕을 섞어서 따뜻하게 데운 우유에 녹입니다.
· **우유가 많이 들어간 로열 밀크티** : 자기 전에 카페인을 마시면 수면을 저해합니다. 평소보다 우유를 넉넉하게 넣으세요.
· **참깨 우유** : 2~4스푼의 참깨를 빻고 그 절반 분량의 설탕을 넣어 우유에 녹입니다.

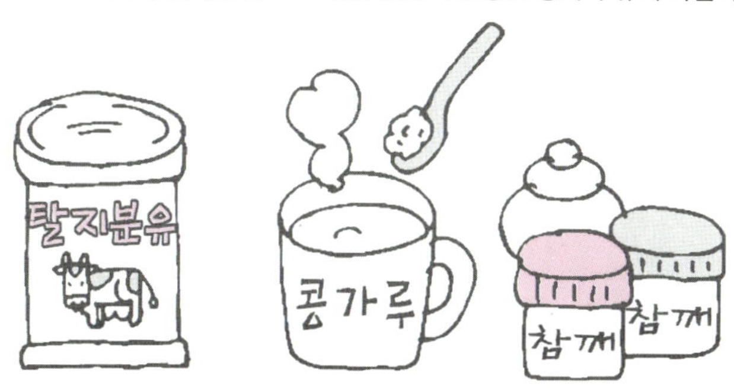

고집 센 요통은 숲으로 가져간다

삼림욕 ➡ 흡수하여 통증을 제거한다 오감으로 숲의 정기를

삼림욕의 효과

- 향이 흥분된 신경을 진정시켜 준다.
- 신록의 색이 뇌의 흥분을 억제하고 릴랙스 시켜준다.
- 나뭇잎이 흔들리는 소리나 새의 울음소리가 몸을 안정시켜 준다.

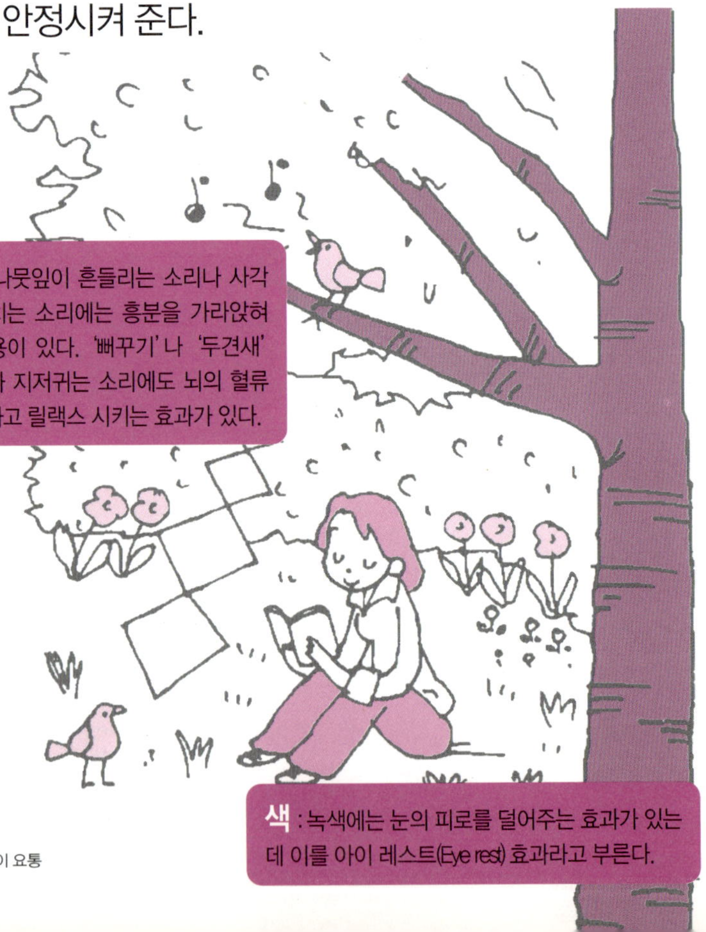

소리 : 나뭇잎이 흔들리는 소리나 사각 사각 스치는 소리에는 흥분을 가라앉혀 주는 작용이 있다. '뻐꾸기'나 '두견새' 같은 새가 지저귀는 소리에도 뇌의 혈류를 억제하고 릴랙스 시키는 효과가 있다.

색 : 녹색에는 눈의 피로를 덜어주는 효과가 있는데 이를 아이 레스트(Eye rest) 효과라고 부른다.

궁극의 릴랙스 요법

삼림욕은 몸을 쉬어주며 통증을 제거하는 궁극의 치료법입니다. 삼림욕이 몸에 좋다는 과학적인 데이터도 있습니다. '피로'를 느끼던 사람들이 삼림욕을 하고 나더니 30% 정도가 피로가 풀리는 느낌을 받았다고 합니다. 더욱이 60% 정도의 사람들은 '활기'가 생긴 듯한 느낌을 받았다고. 삼림을 눈앞에 두면 무의식적으로 마음이 편안해지듯이 숲은 인간의 몸에 큰 영향을 줍니다.

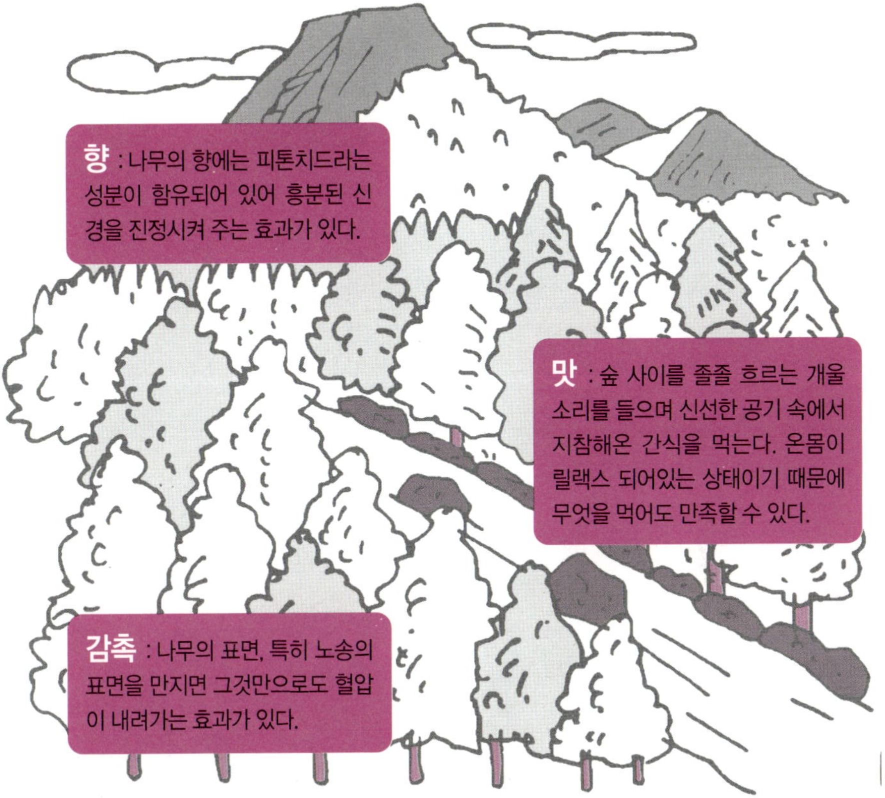

나무에서 나오는 향, 피톤치드

피톤치드에는 일 등으로 흥분된 신경을 진정시키는 효과가 있습니다. 침엽수에 많이 함유되어 있어 주로 봄의 신록이 피어날 무렵에 충만합니다. 바람이 강한 가을날에는 떨어져 흘날리는 나뭇잎에서 대량으로 발생한다는 설도 있습니다.

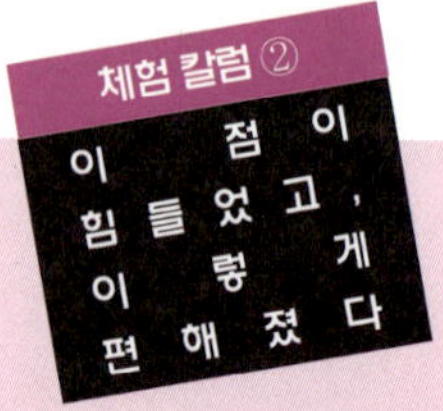

코르셋에서 해방되어 마음까지 가볍게

B씨는 60대 초반의 여성. 30년 전 출산을 계기로 요통이 생겼고 그 후에는 코르셋 없이 살 수 없게 되었습니다. 나이가 들어가면서 가벼운 골다공증도 생겼습니다. 그래서 요통대책과 골다공증 진행 예방을 위해 배근운동을 중심으로 체조를 하기 시작했습니다. 더 나아가 복근으로 몸을 단단히 지탱해주는 자세의 요령도 배웠습니다.

2개월 후 '허리가 많이 편해졌다'라고 느끼고 코르셋을 푸는 데에 성공. 30년 만에 코르셋으로부터 해방되어 마음까지 가벼워졌습니다. 주말에는 부부끼리 산책을 즐기는 수준까지 건강한 생활을 되찾았습니다. 어느 새 등줄기도 꼿꼿해지고 스타일도 좋아졌습니다. 동창회에 참석했더니 친구들이 '완전히 회춘했네!'라며 선망의 눈빛을 보냈다고 합니다.

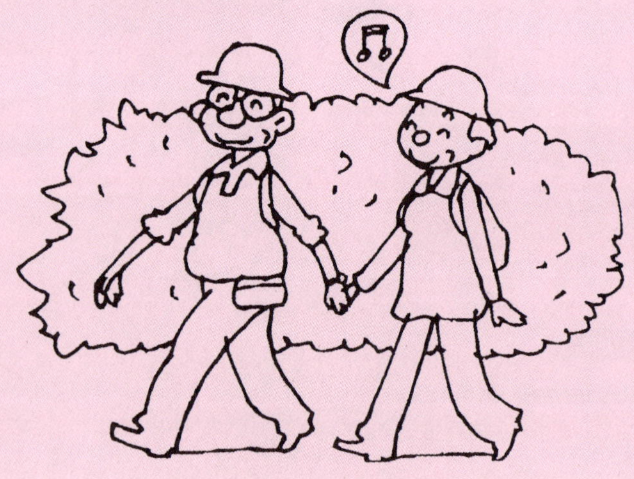

3 이로워 보이지만 오히려 마이너스인 치료법

● 아프기 시작하면 바로 병원에 의지한다
● 무작정 독자적인 스타일의 마사지
● 생각날 때마다 온천이나 목욕
● 부드러운 요 위에서 잔다
● 요통 예방을 위한 스트레칭
● 예방에 좋다고 들은 수중 보행
● 코르셋에 의존하는 생활
● 자세나 통증을 무시한 독자적인 견인치료
● 술로 통증을 무마한다

자료표 3
자세의 부담과 요추간판 사이의 내재된 관계

똑바로 선 자세를 100으로 보았을 때 다른 자세에는 얼마나 부담이 가는 것인지 그래프로 만든 것입니다. '앉으면 편하다'가 사실과 다르다는 것이 과학적으로 증명되어 있습니다.

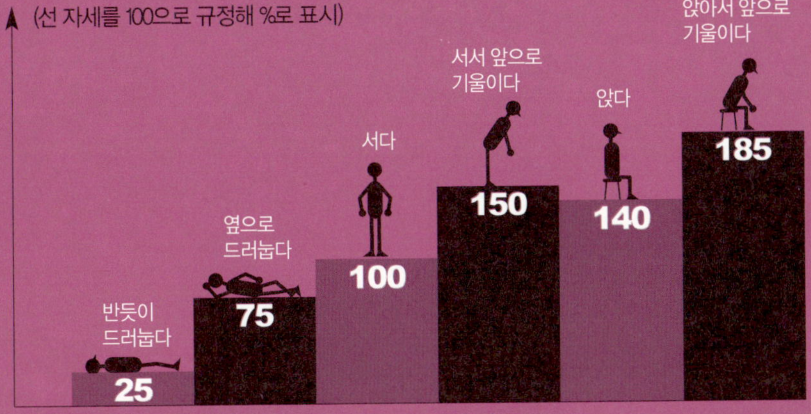

아프기 시작하면 바로 병원에 의지한다

○ 갑작스러운 통증은 우선 안정부터

아프기 시작하면 우선 안정과 냉찜질 처방을 합니다. 사소한 동작을 계기로 다친 경우에는 서서히 통증이 낫기 시작합니다. 단, '안정을 취하고 있어도 통증이 계속 커진다', '냉찜질을 해도 통증이 가시지 않는다' 등 적절한 조치를 취해도 아픈 경우에는 병원에 가세요.

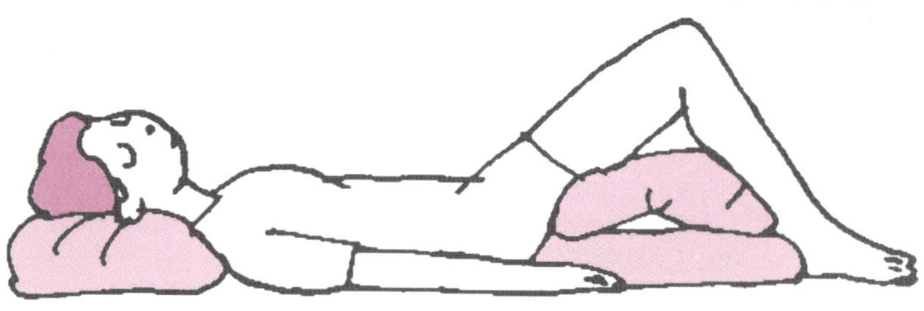

✕ "병원에 가면 통증이 낫는다"

아픈 날 병원에 가더라도 환부를 만지거나 자극하는 진찰은 할 수 없습니다. 또한 장시간 걸어서 무리를 무릅쓰고 병원에 갔다가 통증이 악화되는 경우도 있습니다.

2~3일 정도면 병원에서 고칠 수 있다

부러진 뼈가 그 날 바로 낫지 않듯이 요통의 회복에도 어느 정도 시간이 필요합니다. 불안감의 해소나 원인 추구, 차후의 대책 등의 이유라면 모를까, '당장 나을 것이다' 라는 생각은 갖지 않는 편이 좋습니다.

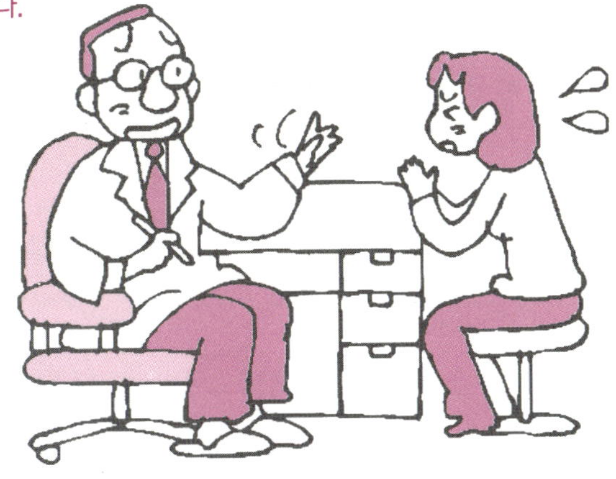

진통제만 받을 수 있어도 좋다

병원에서 처방되는 진통제를 먹으면 우선 통증은 가라앉을지도 모릅니다. 하지만 통증을 억제하고 있는 것일 뿐 근본적인 해결은 되지 않습니다. 통증이 심해서 스트레스를 받고 있는 상태에 약을 과용하면 위장이나 장이 상할 위험도 있습니다.

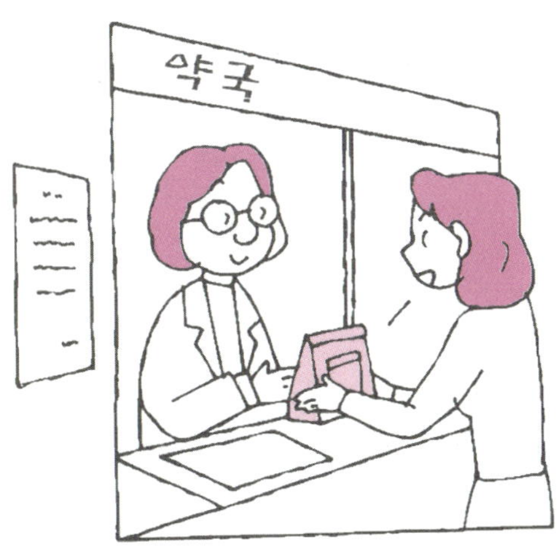

무작정 독자적인 스타일의 마사지

○ 경혈요법이나 가벼운 경찰요법 정도만

통증이 생긴 직후에는 강한 자극을 피하세요. 허리에서 멀리 떨어진 자리에 있는 혈을 누르거나 근육이 팽팽해져 있을 때는 경찰요법 정도만 쓰십시오.

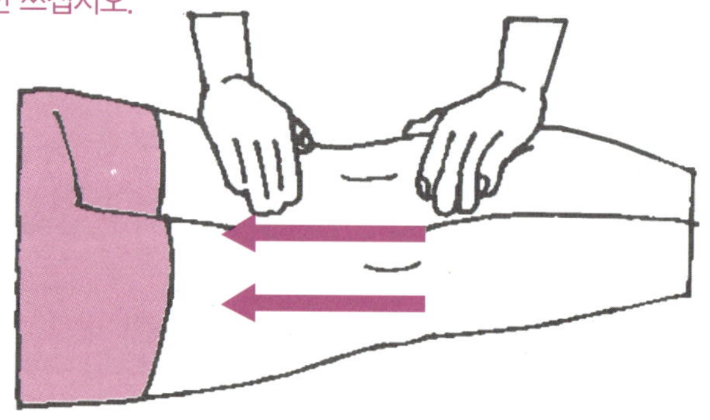

✕ 환부를 직접 건드리는 마사지

마사지란 의도적으로 근육에 압력을 가해서 반발을 일으키는 것입니다. 반발로 근육이 펴지고 본래의 유연성을 되찾아 혈액 순환도 좋아지고 결림도 풀리는 것입니다. 하지만 아픈 부분에 직접 압력을 가하게 되면 그 반동으로 근육이 과도하게 수축되어 더 큰 통증이 생겨나기 쉬워집니다.

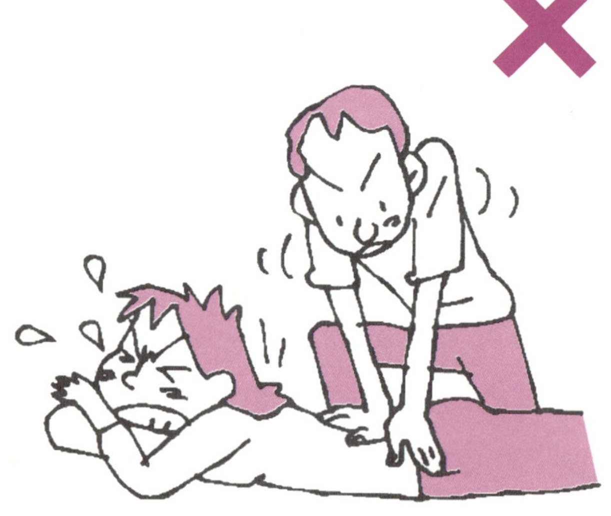

장시간의 마사지

비록 경찰요법이라 해도 그 목적은 혈액순환을 좋게 만드는 작용에 있습니다. 장시간 계속하면 그만큼 작용이 강해져서 결국 자극을 과도하게 주는 결과를 낳게 됩니다.

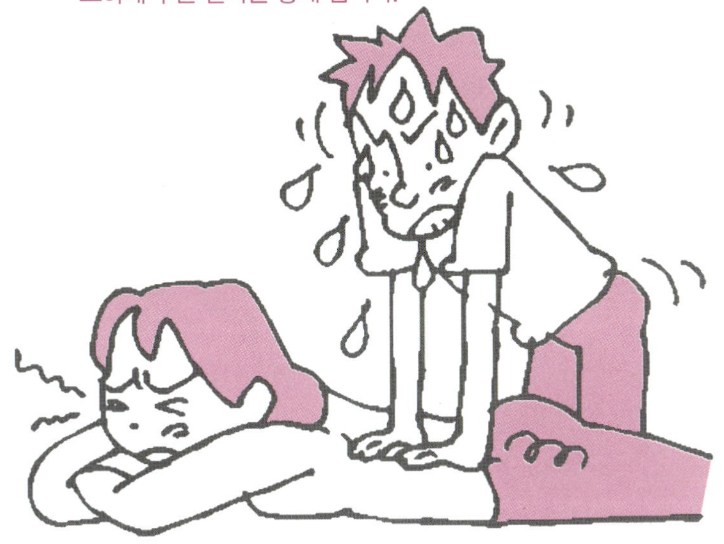

너무 강한 마사지

너무 아픈 마사지는 고문입니다. 근육이나 주변의 막을 너무 자극해서 쓸데없이 더 상하게 만들거나 근육통이 일어나기 쉬워집니다.

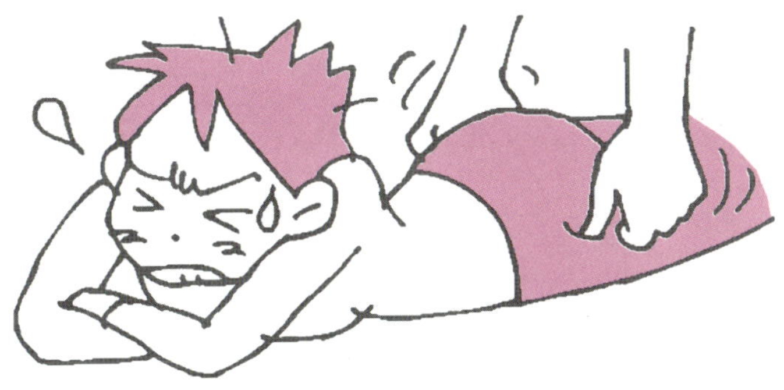

생각날 때마다
온천이나 목욕

통증이 생겨나면
당장은 차갑게
해주고 안정

통증이 생겨난 직후에는 안정을 취하고 차갑게 해주는 것이 기본입니다. 따뜻하게 해주는 목욕은 피하고 몸을 씻는 경우에는 미지근한 샤워로 재빨리 끝내세요.

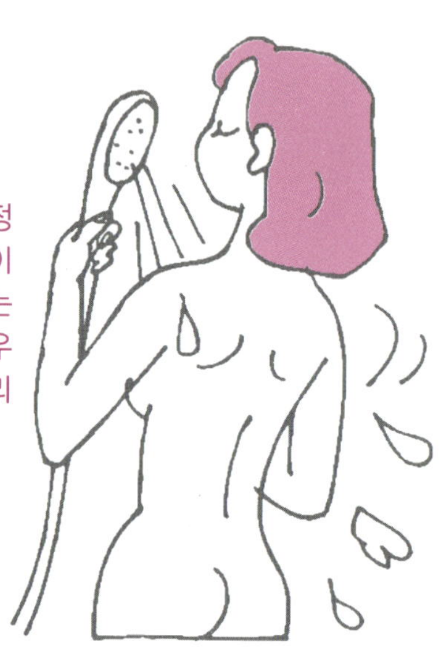

장시간 목욕으로 따뜻하게 해준다

묵직함이나 뻐근함이 느껴질 때 바로 따뜻하게 해주는 것은 잘못된 처치입니다. 만약 염증이 일어난 통증일 경우 괜히 더 악화시키게 됩니다.

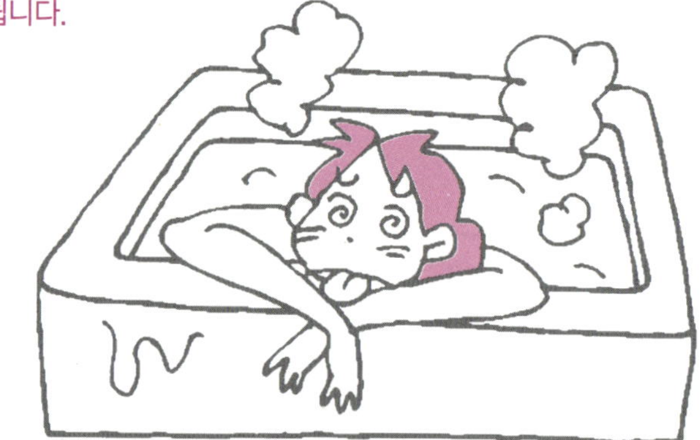

뜨거운 탕에 담근다

허리는 다른 부위와 달리 열
이 나도 붓지 않습니다. 열
이 있는데도 몰아치듯이 따
뜻하게 해주면 통증이 심해
지는 경우도 있습니다.

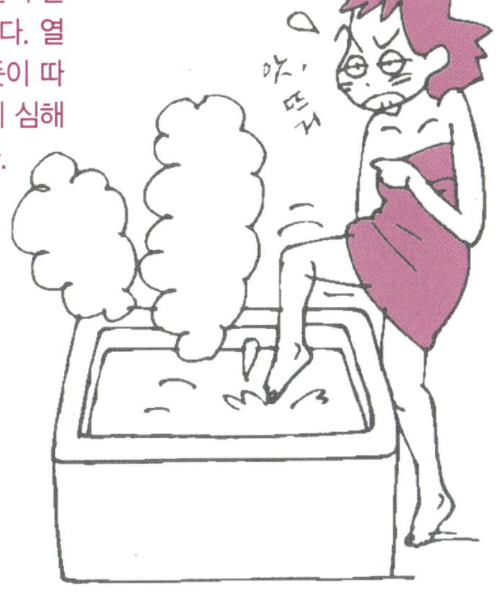

온천에 담가서 치료하려 한다

온천수에는 혈액순환을 좋게 해주는 성분이 함유되어 있습니다. 몸
속의 혈관이 찢어져서 스멀스멀 피가 나고 있는 경우에는 오히려 출
혈도 통증도 커지고 치료하기 힘들어집니다.

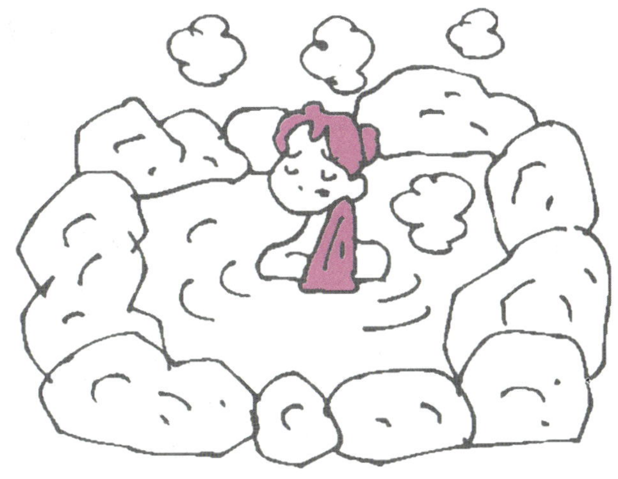

부드러운 요 위에서 잔다

○ 너무 푹신하지도, 단단하지도 않게

요는 반듯이 누웠을 때 허리가 가라앉고 배골이 일직선으로 펴지는 정도로 단단한 것이 이상적입니다. 배골이 바른 곡선을 그리고 복근도 릴랙스 할 수 있어 피곤해지지 않습니다.

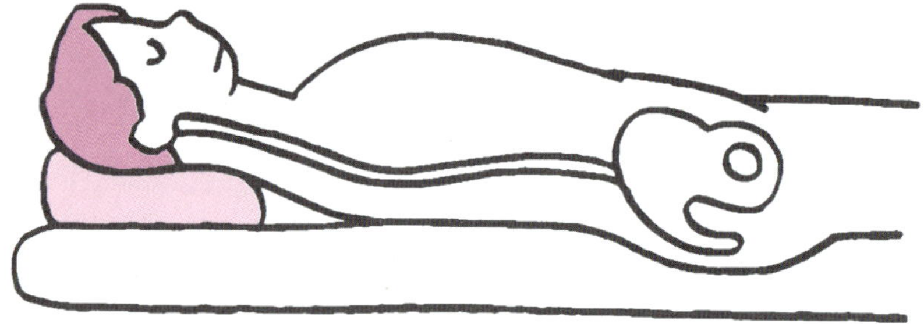

✕ 몸을 뒤척여도 허리를 다친다

허리가 푹 가라앉는 요에서는 몸을 뒤척여도 잘 움직여지지가 않습니다. 그런데도 억지로 움직이려 하기 때문에 허리를 비틀거나 꼬아서 다치게 됩니다.

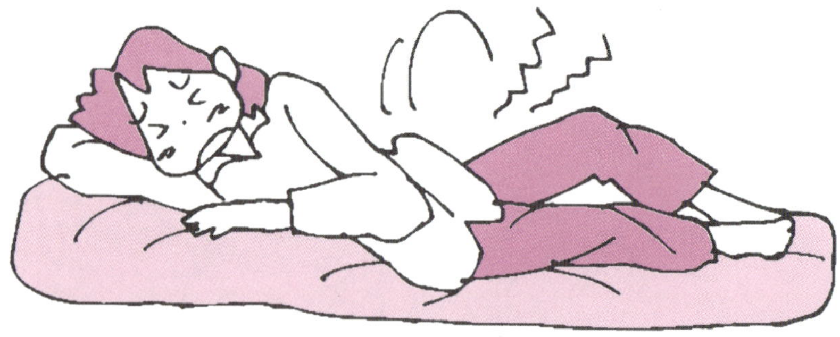

베개는 너무 높지 않고 폭이 넓은 것으로

베개가 높으면 목뼈가 부자연스러운 형태를 띠게 되어 거기에 연결되어 있는 배골에도 부담이 갑니다. 폭이 좁은 베개는 목이 불안정해서 근육이 쉬지 못합니다.

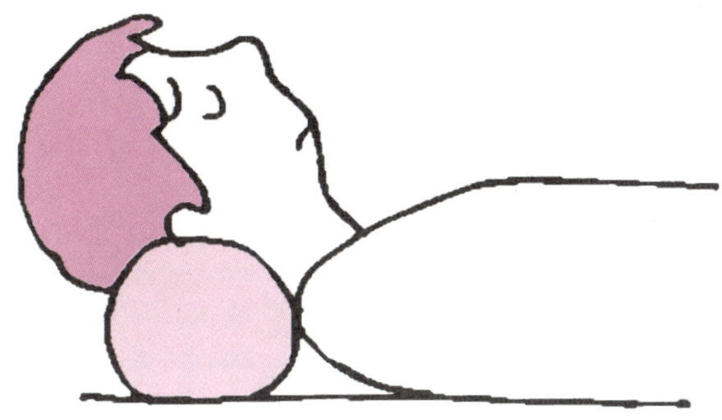

너무 딱딱한 요에서는 근육이 쉴 수 없다

너무 딱딱한 요에서는 배골의 S자 곡선이 짓눌리게 됩니다. 또한 등과 맞닿아 있는 부분이 딱딱하기 때문에 근육이 계속 긴장상태에 놓입니다. 그래서 기껏 장시간 잠을 자도 괜히 허리만 더 아픕니다.

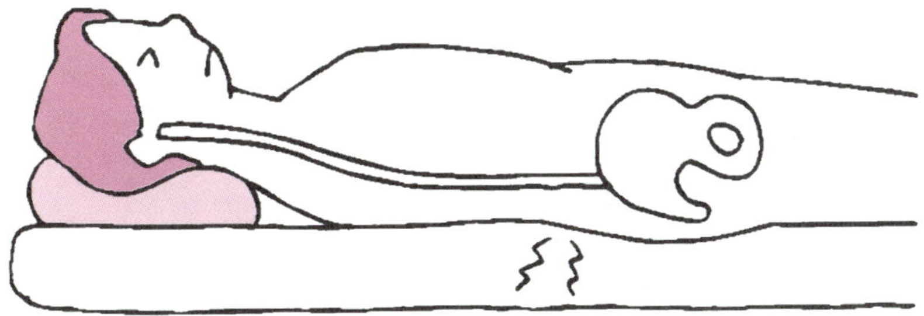

요통 예방을 위한 스트레칭

○ 통증은 몸이 보내는 위험신호

스트레칭의 목적은 근육을 적당히 펴주는 것입니다. 쭉 펴진 근육은 잘 풀어지고 그 결과 혈액순환이 좋아지는 것입니다. 강도는 '자신이 시원하다' 라고 느낄 수 있는 세기가 적절합니다.

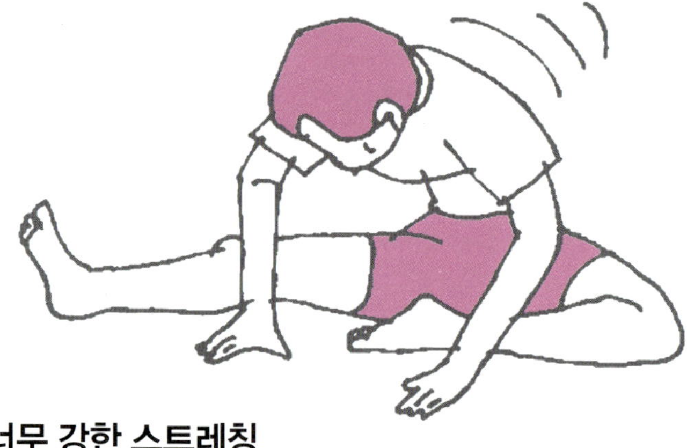

✕ 너무 강한 스트레칭

스트레칭에서 자주 볼 수 있는 장면은 어떻게 해서든 바닥에 손이나 무릎, 머리를 붙이려고 안간힘을 쓰는 사람입니다. 하지만 근육은 너무 늘리면 '끊어지지 않도록' 수축되는 법입니다. 근육을 펴주는 목적이 이렇게 된다면 완전히 역효과가 일어납니다.

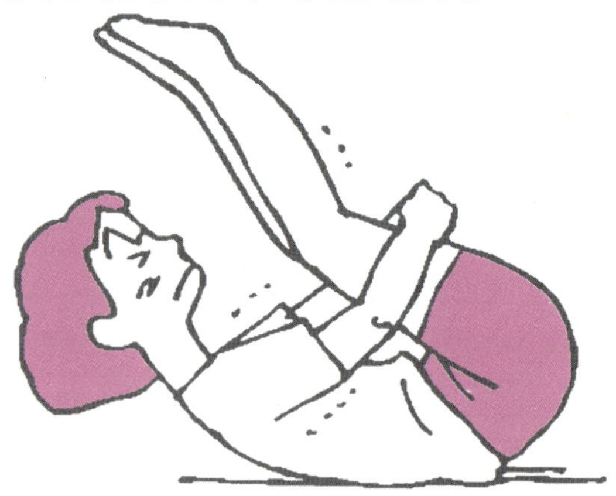

통증이 생기자마자 바로 스트레칭

갑작스러운 통증은 염증이 원인일 수도 있습니다. 그런데도 개의치 않고 스트레칭으로 근육이나 그 주변을 신축시키면 쓸데없이 염증만 심해집니다. 우선은 안정부터 취하세요.

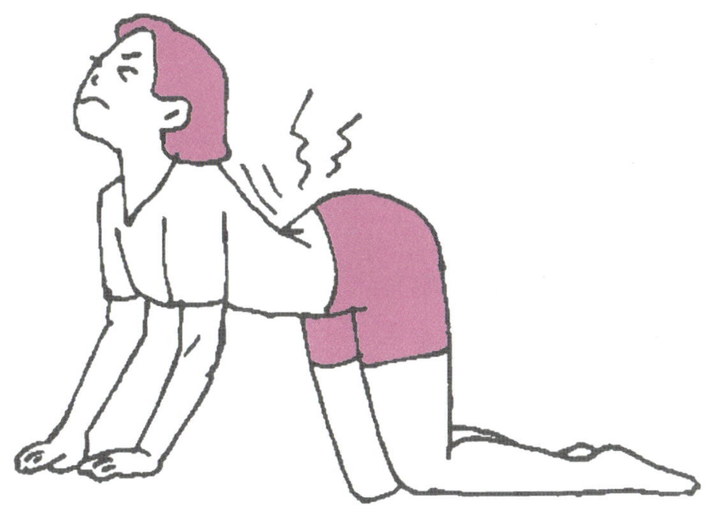

반동을 이용한 스트레칭

또 한 가지 자주 볼 수 있는 장면은 힘이나 반동을 이용해 '빠르게, 많게' 하려는 사람입니다. 구부린 후에는 반드시 제자리로 돌아오는 동작이 있습니다. 돌아올 때는 구부릴 때와 반대쪽 근육이 펴지는 법. 효과적인 스트레칭의 원칙은 구부리기와 제자리로 돌아오기에 같은 시간을 들여 천천히 하는 것입니다.

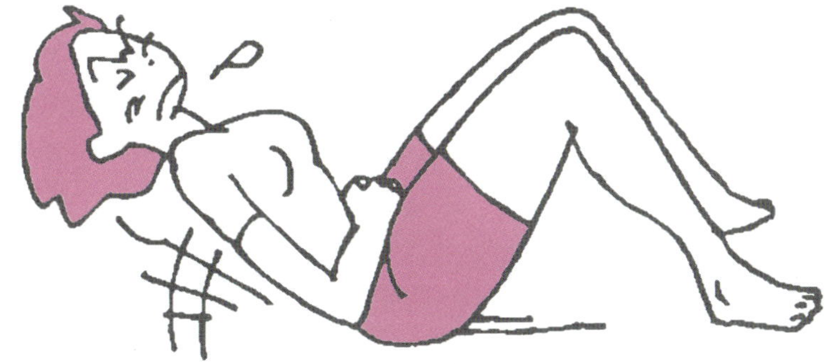

예방에 좋다고 들은 수중 보행

⭕ 물의 부력과 저항을 이용해 요통 예방

물의 저항을 거스르며 걸어 하반신의 근력을 단련하는 것이 수중 보행입니다. 부력이 있기 때문에 육상에서 하는 것보다 허리에 부담이 가지 않는다는 이점도 있습니다. 요통 예방이라면 29°C 전후의 온수, 10분 정도의 보행이면 효과를 볼 수 있습니다.

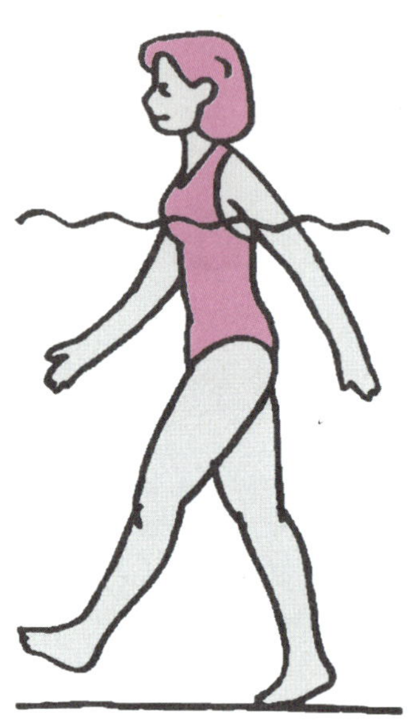

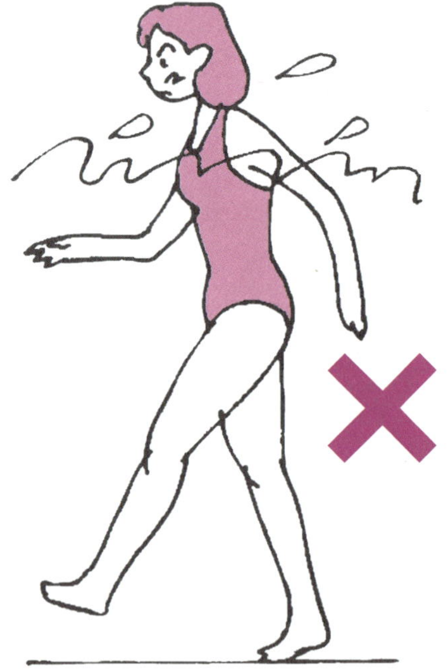

❌ 표면이 넘실거리는 수영장

물의 흐름을 거스르며 걸으면 좋은 근력 강화가 될 거라 여길 수도 있지만 요통일 경우에는 몸이 제대로 지탱되지 않아 이상한 방향으로 비틀려 버릴 위험성이 있습니다.

하복부에 힘을 넣지 않은 자세

릴랙스하고 물속을 걸으면 허리에 힘이 들어가지 않아 상반신이 물의 저항에 떠밀리게 됩니다. 그렇게 되지 않도록 하복부에 힘을 주고 걸으세요.

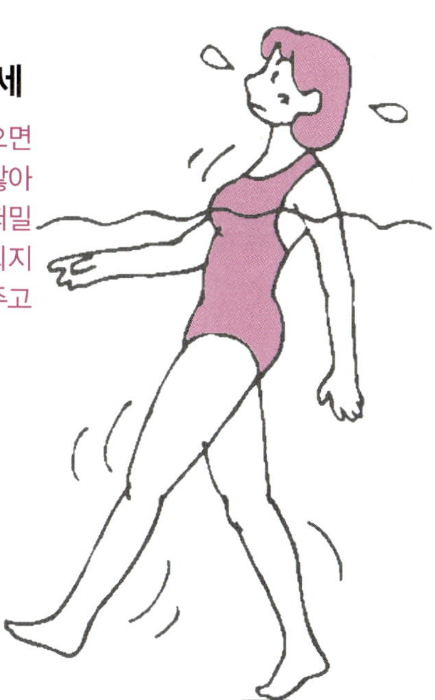

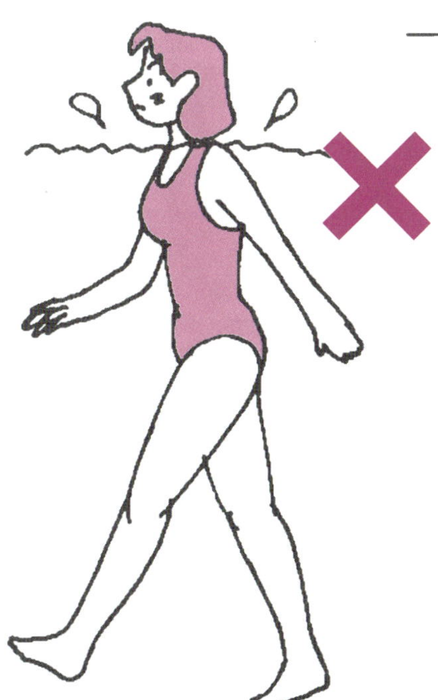

어깨까지 잠기는 수영장

수면이 높으면 허리에 가는 무게가 줄어들어 부담은 적어지지만 물의 저항은 커집니다. 옆 방향에서 오는 압력이 커지므로 통증이 시작된 직후나 근력이 없는 분이 하는 것은 위험합니다.

코르셋에 의존하는 생활

허리를 받쳐주고 근육을 서포트

코르셋은 허리를 고정시키고 배골에 가는 부담이나 충격을 억제합니다. 그리고 복근이나 배근도 보조해 줍니다. 그러므로 코르셋은 요통의 회복기나 허리에 불안감이 느껴질 때, 운동할 때나 무거운 물건을 들어 올릴 때 착용하세요. 가볍게 숨을 들이쉰 상태에서 착용하되 배를 이용해 숨을 쉴 수 있을 정도의 세기로 두릅니다.

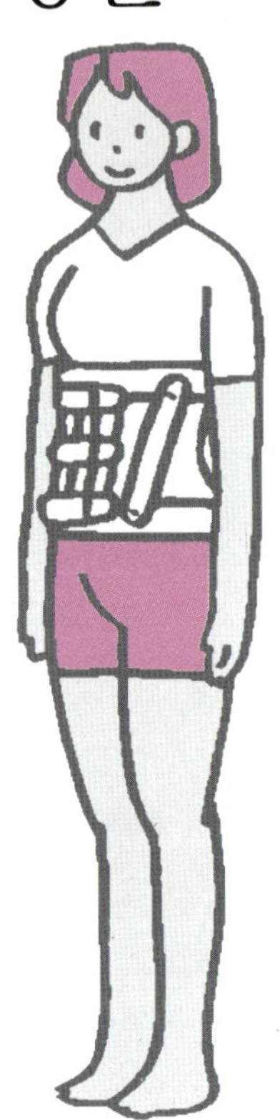

착용한 채로 잔다

코르셋으로 허리를 조른 채로 잠들면 숨이 막히거나 살에 상처가 날 수도 있습니다. 또한 자다가 몸을 뒤척일 때 고정되어 있는 허리는 움직이지 않아 오히려 허리를 다치게 됩니다.

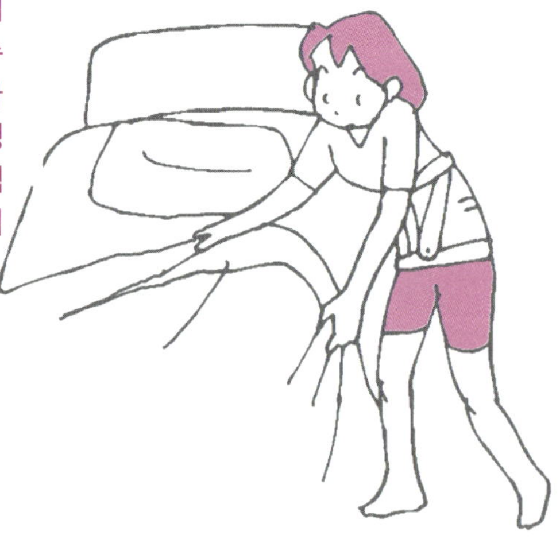

✕ 장시간 사용

코르셋은 근육을 보조해주
는 것이지만 뒤집어 생각해
보면 근육이 농땡이를 피우
고 있는 것입니다. 아무리 통
증이 느껴져 참을 수 없다거
나 예방 차원이라 해도 계속
두르고 다니면 근력이 약해
집니다.

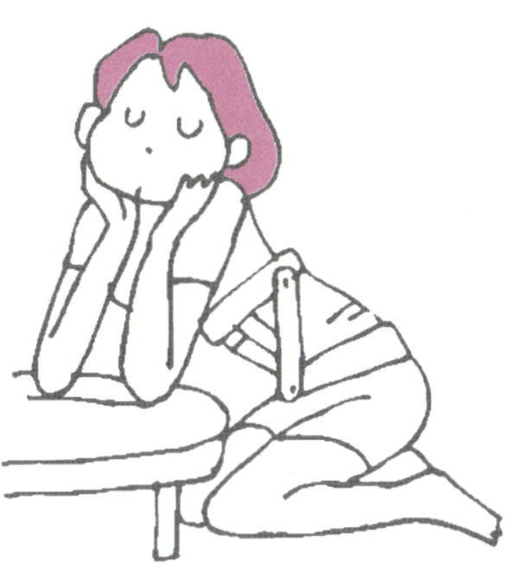

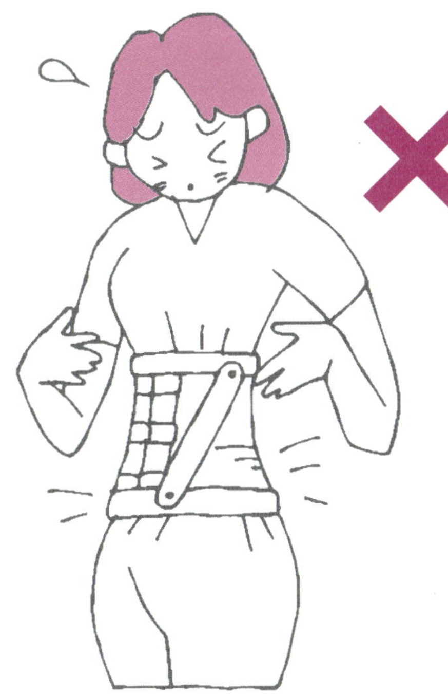

✕ 너무 단단하고
너무 짱짱하면

코르셋에는 배골에 올바른 곡선을
안겨주고 부담이나 충격을 억제하
는 효과가 있습니다. 다른 방식으
로 표현하자면 허리가 필요 이상
으로 움직이지 않고 고정되어 있
는 것입니다. 몸에 안 맞는 코르셋
을 착용하면 배골 자체를 변형시
키고 혈압이나 내장에도 영향을
주게 됩니다.

자세나 통증을 무시한 독자적인 견인치료

몸의 깊숙한 곳에 있는 근육을 풀어준다

견인치료란 몸의 깊숙한 곳에 있는 근육을 풀어주는 치료법입니다. 골반에 추를 매달아 잡아당기거나 느슨하게 풀어주기를 반복합니다. 가정에서는 낮은 의자에 다리를 얹고 엉덩이를 바닥에서 띄워놓음으로써 똑같은 효과를 얻을 수 있습니다.

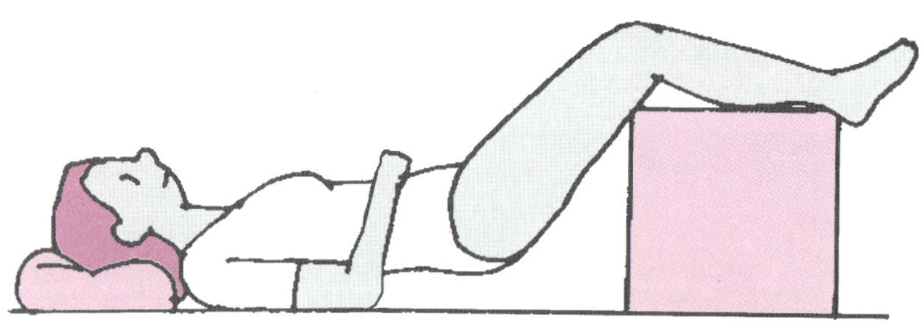

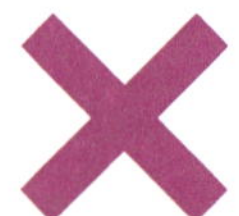
다리를 편 상태로 견인

다리를 쭉 펴게 되면 다리를 향해 뻗어있는 등의 뼈와 뼈 사이가 좁아집니다. 이때 오히려 신경이 압박되어 허리의 통증과 저림 현상을 키울 위험성도 있습니다.

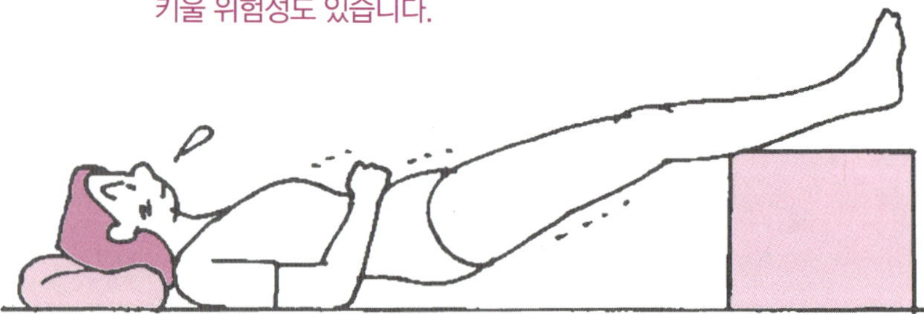

병원에서 올바른 견인치료

전용 기계를 사용합니다. 골반에 두른 벨트에 추를 매달아 '잡아당겼다가 되돌리기', 또는 '계속 잡아당기는' 움직임을 가합니다. 저림이나 저림을 동반한 통증에 효과적입니다.

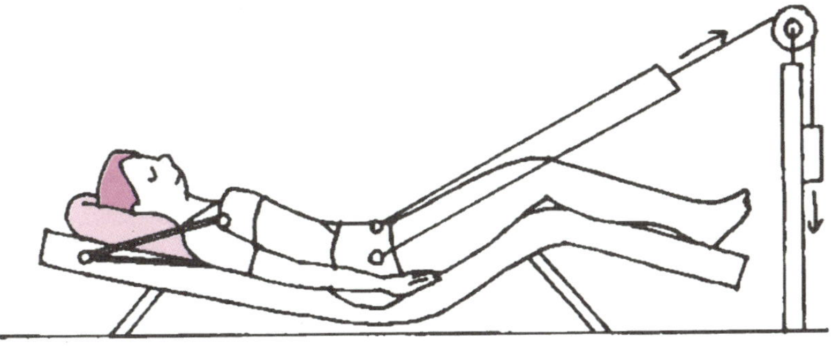

통증이 있는데도 견인

염증이 일어난 것이므로 자극은 금물. 환부를 직접 자극하지 않는 '경혈요법'이나 '안정'이 제일입니다. 무리해서 견인하게 되면 오히려 허리만 더 다칠 가능성도 있습니다.

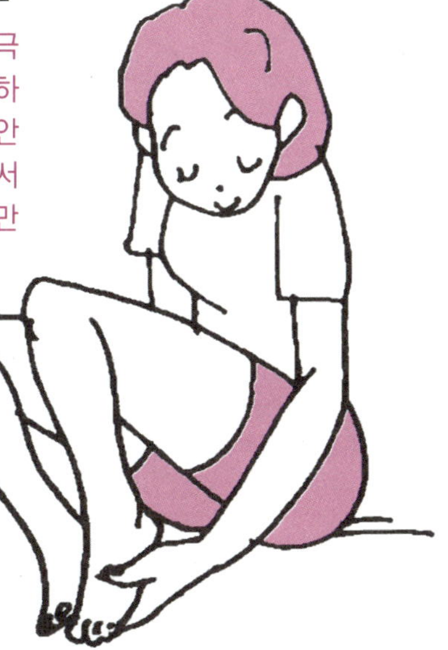

술로 통증을 무마한다

○ 음주는 스스로 컨트롤

기분전환이나 가볍게 즐기는 술은 괜찮습니다. 스트레스 발산이나 과음, 통증을 무마하기 위해 마시는 것은 자중하도록 명심하세요.

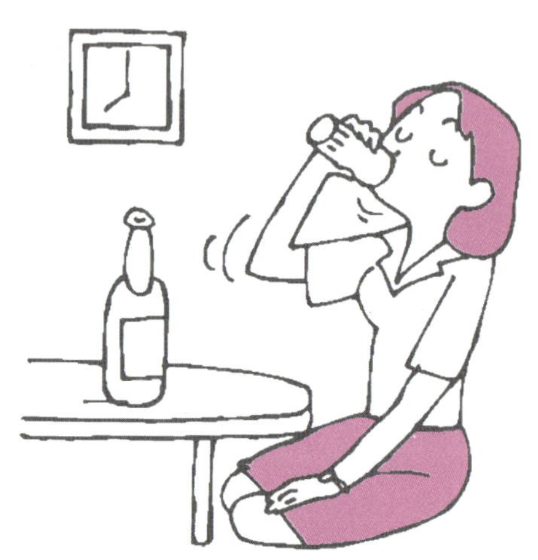

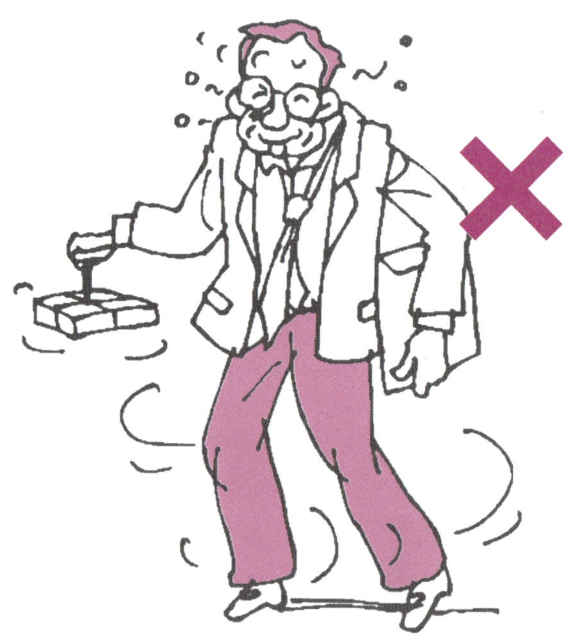

✕ '돌부리에 걸리고' '갈지자로 걷는' 등 허리가 불안정하다

과음을 하면 다리가 후들거리거나 넘어질 뻔한 몸을 곧추세우는 등 불안정한 자세로 움직이게 됩니다. 그러므로 술이 깨어보니 통증이 더 심해졌다는 주변 이야기는 어떻게 보면 당연한 일입니다. 또한 같은 자세로 장시간 계속 자는 것도 위험합니다.

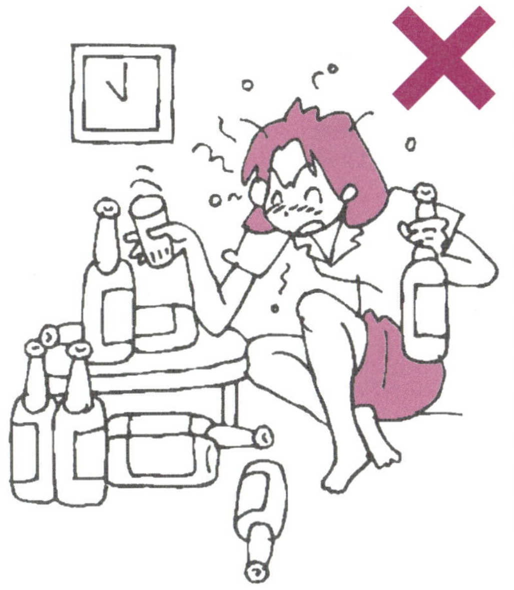

결과적으로 오랜 시간 동안 앉아있다

골반 교정법(P.110)처럼 하복부에 힘을 주고 앉는 방법이 이상적입니다. 술자리에서는 앉는 방식에 별로 주의를 기울이지 않고 허리에 부담을 준 상태로 몇 시간이나 똑같은 자세로 앉아있는 경우가 허다하기 때문입니다. 설사 술이 세고 갈지자로 걸을 정도로 취하는 법이 없는 분이라 해도 단지 앉아있는 것만으로 부담이 가는 것입니다.

 ## 혈액 순환이 나빠진다

'갈증이 나지만 지금 꾹 참으면 맥주를 더 맛있게 먹을 수 있다'라는 사람도 있는데 몸속은 탈수증상을 일으키고 있는 것입니다. 술로 수분을 보급한 것처럼 느껴지겠지만 술의 이뇨효과로 수분은 밖으로 다 빠져나갑니다. 더욱이 음주 후에는 몸이 냉해짐으로써 혈액순환이 나빠지고 그것이 허리의 통증으로도 연결됩니다.

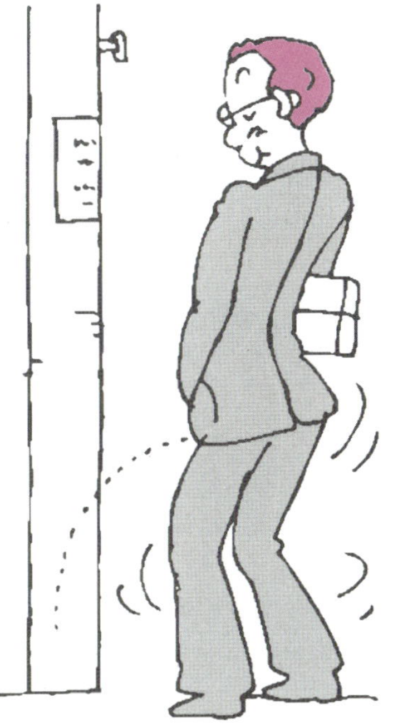

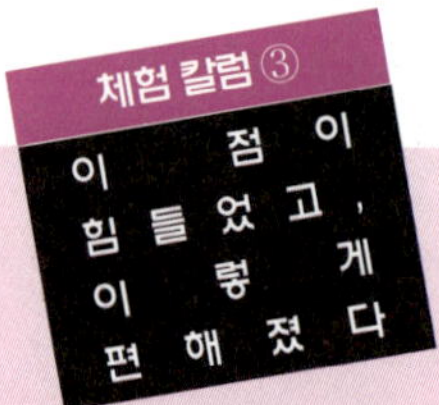

60대나 70대가 되고도
골프는 계속 칠 수 있을 것 같다

C씨는 50대 후반의 남성 회사원. 토요일에는 병원으로 달려가 '내일은 모임이 있으니 오늘 내로 요통을 고쳐달라'라고 외칠 정도로 골프광입니다. 학생 시절에는 야구 선수로 뛰어 몸에는 자신이 있었는데, 30대가 되면서 살이 찌기 시작하더니 요통이 발병했습니다. 그래서 최근에 복근운동을 중심으로 한 체조와 몸의 유연성을 높여주는 스트레칭을 시작했습니다. 2개월 정도 계속하자 요통도 가벼워졌습니다.

더욱 기쁜 일은 골프를 칠 때 비거리가 훨씬 늘어났다는 점입니다. 필요한 근력을 확실하게 다시 단련시킨 것이 골프에도 플러스로 작용한 것입니다. C씨는 '요통이 생긴 덕분에 몸을 정비할 기회를 갖게 되어 천만다행이었다. 이런 식이면 60대나 70대가 되고도 골프는 계속 칠 수 있을 것 같다'라며 해맑게 웃으며 말씀하셨습니다.

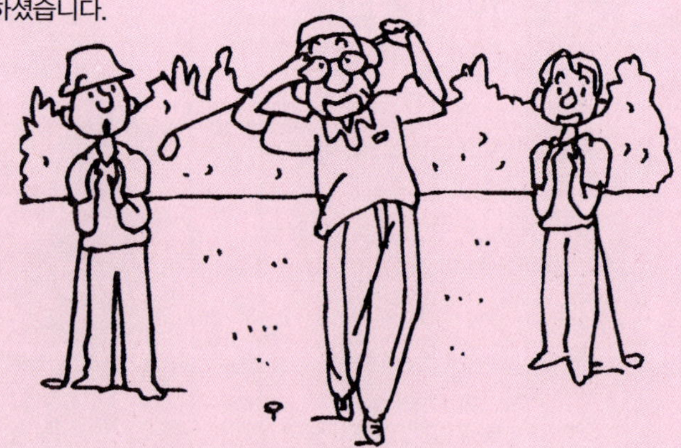

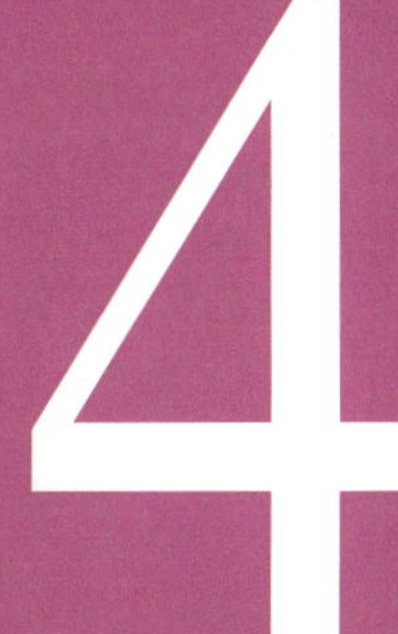

4 허리를 지키는 일상생활의 요령

- 잘 때
- 집 말고 다른 데서 잘 때는
- 일어날 때
- 몸단장 할 때
- 전철이나 버스로 통근, 통학할 때
- 승용차로 통근할 때
- 걸어서 통근, 통학할 때
- 가방을 들 때
- 앉아서 일할 때
- 서서 일하거나 출장을 갈 때
- 밥 먹을 때
- 집안일을 할 때
- 생리통을 예방하고 싶을 때
- 운동이나 마당을 손질할 때

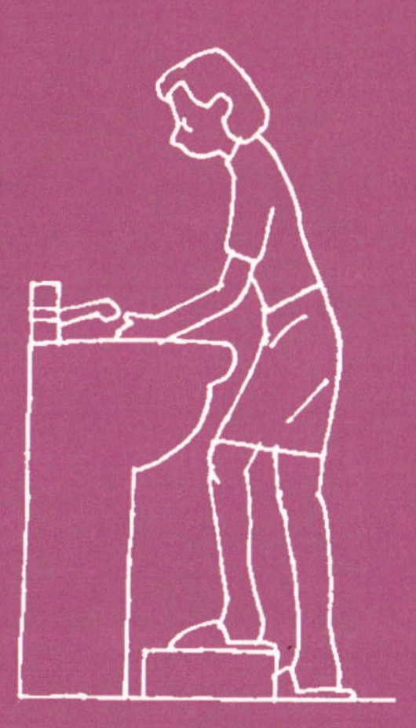

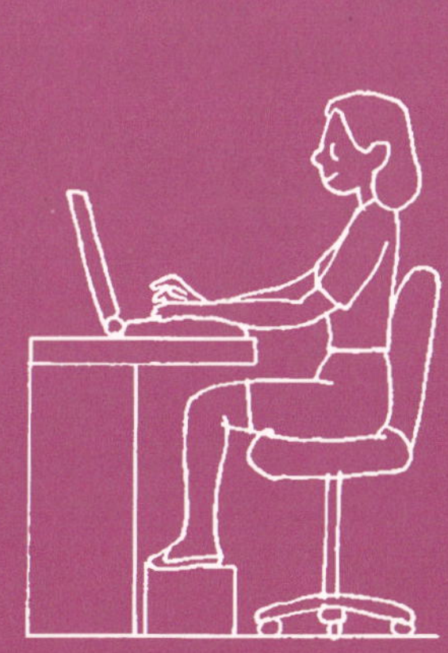

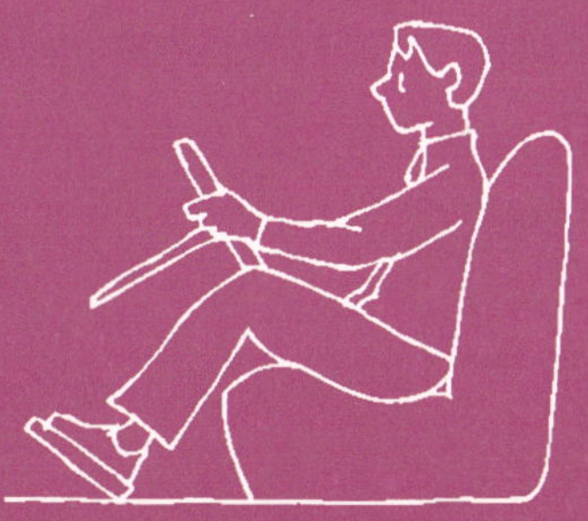

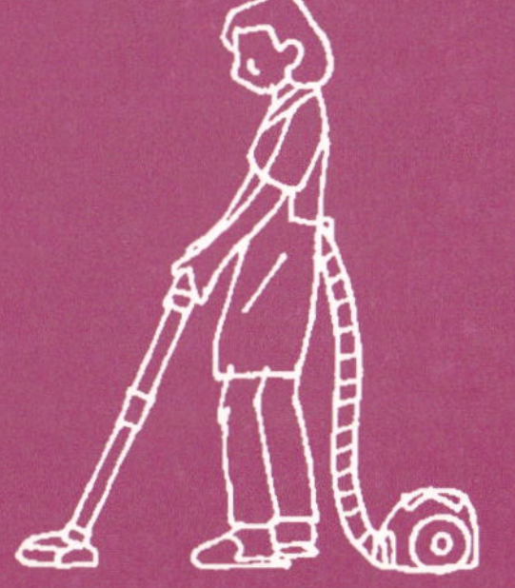

배골이 바른 곡선을 그리는 자세로 수면을

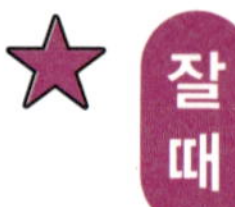

허리에 좋은 수면방식
- ●다리를 조금 높게 둔다.
- ●베개는 너무 높지 않은 것으로
- ●적당히 단단한 요 위에서 잔다.

허리에 부담을 주는 것은
- ●푹신푹신한 침구
- ●비뚤어진 자세
- ●다리를 쭉 펴고 자는 것

요 위에서는 머리와 다리에 베개를 깔고

등이 5~10cm 가라앉을 정도로 단단한 매트나 요 위에서 머리와 다리 밑에 베개를 넣으세요. 다리는 쭉 펴지 말고 무릎을 가볍게 구부립니다.

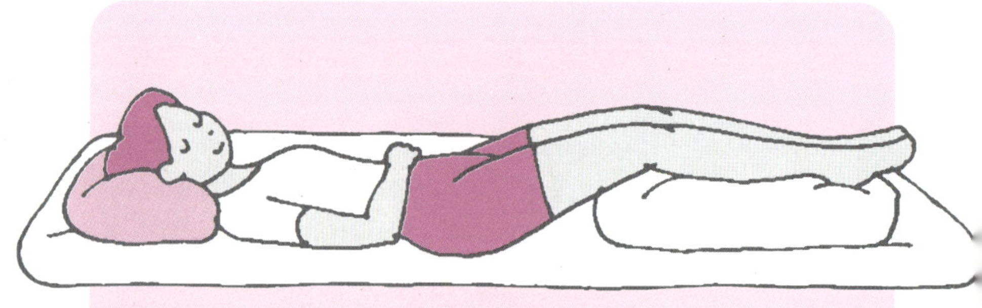

적당히 단단한 재질의 침대를

실제로 침대에 누워서 허리가 얼마나 매트에 가라앉는지 확인하세요. 등이 매트에 푹 잠기지 않고 허리만 가라앉는 정도의 단단함이 이상적입니다. 또한 더블 침대라면 두 사람이 누워도 폭이 넉넉한 타입이 좋습니다.

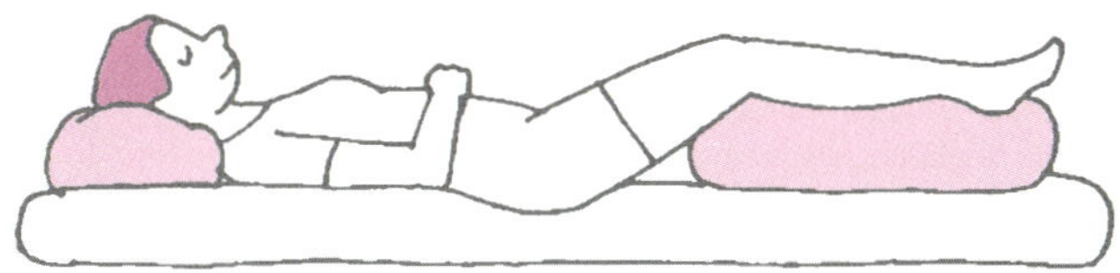

푹신하면 몸이 무리한 동작을 취하게 된다

몸 전체가 매트에 가라앉게 되면 뒤척여도 몸은 그대로 요에 둘러싸인 상태. 그 결과 무리해서 몸을 비틀게 됩니다.

높이는 5~7cm, 좌우로 움직이기 편한 베개를

높은 베개는 목에 부담이 가고 좌우로 움직이기 힘든 법입니다. 머리를 좌우로 잘못 움직이면 목이나 허리를 비틀어 다치게 됩니다. 잠을 잘 때 편하게 좌우로 움직일 수 있는 높이가 이상적입니다. 세로의 폭은 정수리부터 목 가운데 정도까지의 길이가 적당합니다.

너무 단단하면 허리와 바닥 사이의 틈새가 메워지지 않는다

원목바닥처럼 딱딱한 매트 위에선 허리와 바닥 사이에 틈새가 생겨나게 됩니다. 이렇게 되면 배골이 올바른 곡선을 그리지 못하고 통증이 생겨납니다.

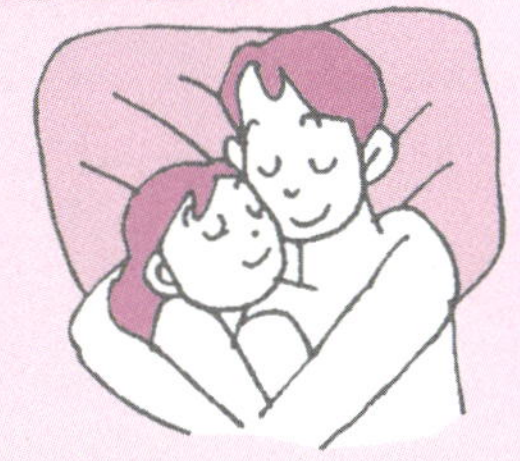

둘이서 잘 때
단단한 침구 위에서 체위를 선택할 것

웬만큼 허리에 부담을 주는 특별한 체위가 아니면, 성관계 자체에 문제는 없습니다. 푹신한 침대 위나 음주 후에 하는 것은 엄금입니다.

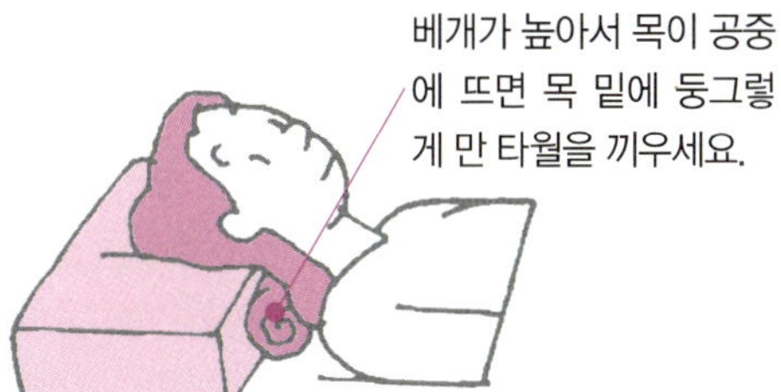

베개가 높아서 목이 공중에 뜨면 목 밑에 둥그렇게 만 타월을 끼우세요.

바닥의 단단함을
적절한 수준으로

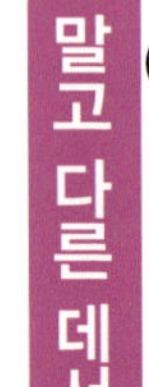

통근 도중 잠을 잘 때

전철 안에서 잘 때 옆으로 기대면 배골이 무리한 방향으로 휘고 남에게 피해를 줍니다. 앞으로 몸을 숙이고 가방을 끌어안고 자면 둘 다 방지할 수 있습니다.

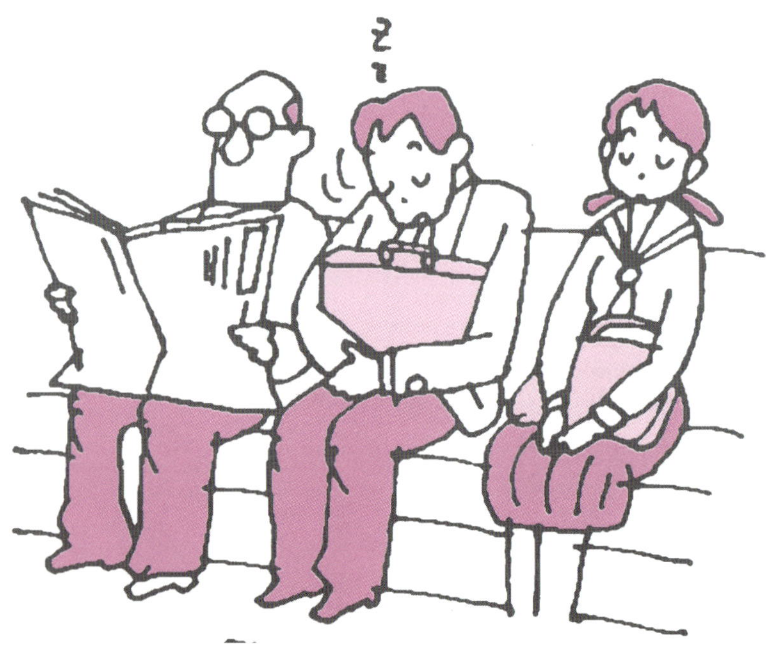

일어날 때는

직전에 벌떡 일어나지 않도
록 사전에 알람을 세팅해 두
세요. 알람이 울리면 가방에
얹어둔 팔의 힘을 이용해 허
리와 가까운 쪽부터 몸을 일
으켜 세웁니다.

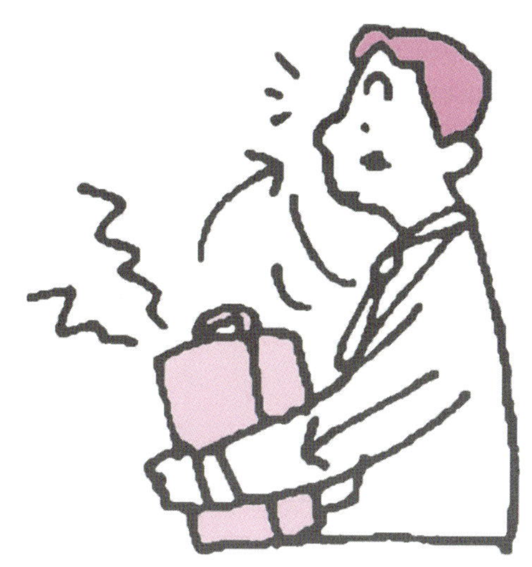

호텔 침대에서 잘 때

시트나 담요가 끼어있는 상태로는 몸을 잘 뒤척일 수 없어 결국 무리한 자세로 자
게 됩니다. 매트 밑에 깔려있는 담요의 양 사이드를 밖으로 꺼낸 다음에 주무세요.

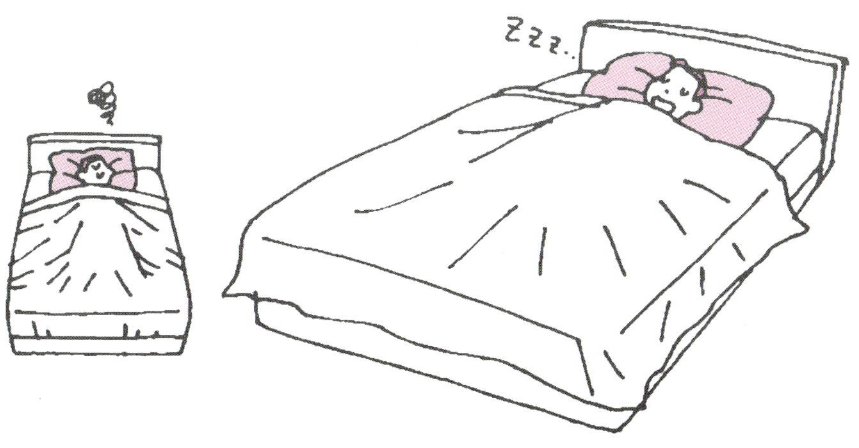

회사에서 숙직하며 앉아서 잘 때

의자를 뒤로 빼고 책상에 엎드리면 허리에 큰
부담이 갑니다. 의자를 뒤로 빼고 가슴과 머리
사이에 타월이나 가방을 끌어안으면 허리에
가는 부담이 한결 가벼워집니다.

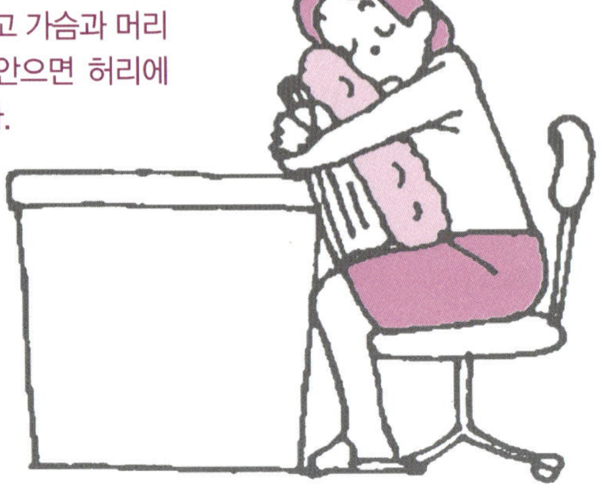

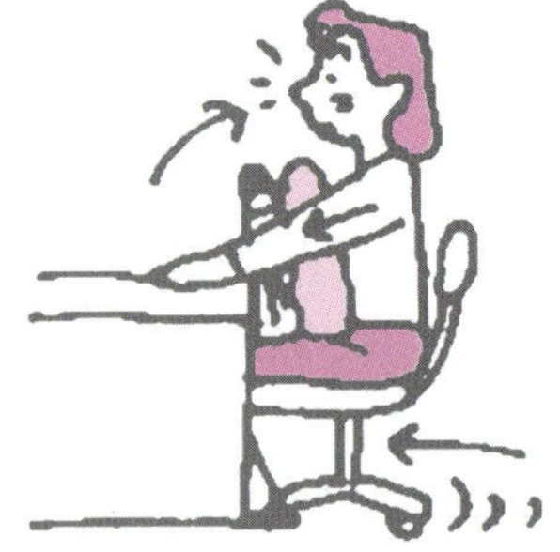

일어날 때는

힘차게 상반신을 일으키지 말고 의자
를 앞으로 끌어당겨 붙이며 팔 힘으로
보조해서 일어납니다.

회사에서 숙직하며 누워서 잘 때

소파처럼 푹신한 장소에서 자면 배골이 무리한 방향으
로 휘어버립니다. 그보다는 바닥 위에 타월이나 시트를
깔고 무릎을 가방 같은 것으로 높이 올려준 다음에 자
면 허리에 부담이 가지 않습니다.

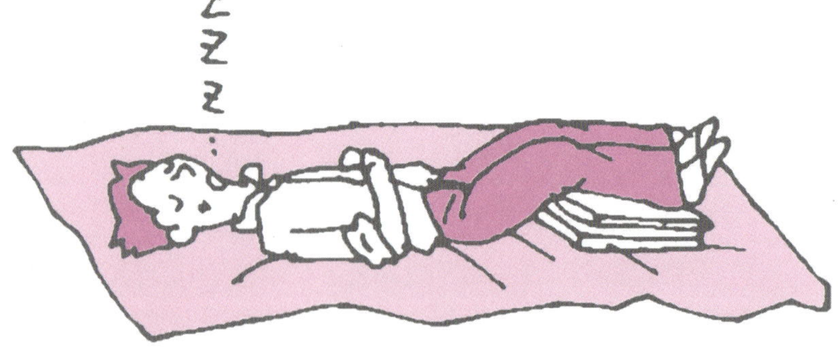

편한 것은 기분뿐. 누워서 책을 읽거나 TV를 보는 것

무리하게 몸을 젖힌 자세는 허리에 가는 부담이 큽니다. 통증이 커지거나
어깨 결림, 목까지 아파오기도 합니다.

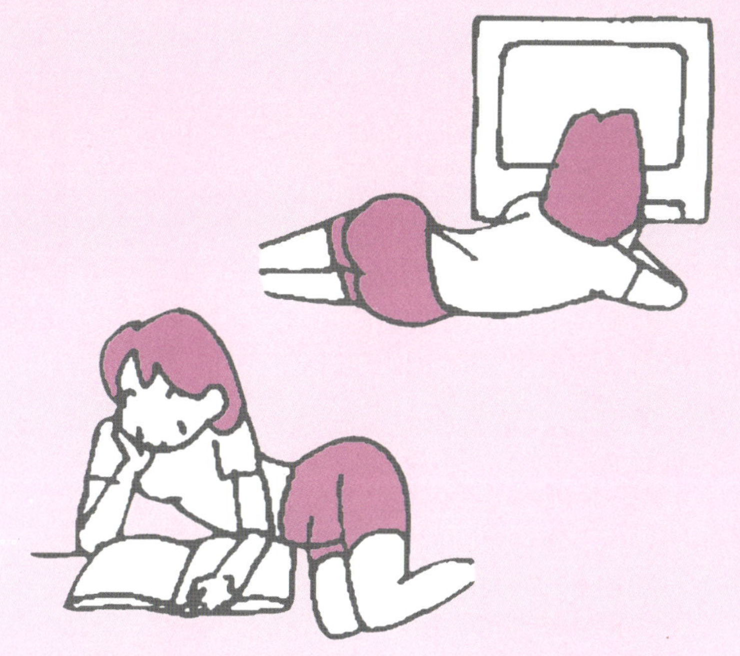

정신적인 릴랙스를 원한다면

별로 권장하고 싶지는 않지만 정신적
인 안정을 생각해서 부득이하게 필요
한 경우에는 단시간만 정좌 상태로 허
벅지 위에 쿠션을 얹고 앞으로 숙인 자
세를 취하세요.

근육도
천천히 깨운다

허리에 좋은 기상 방식
● 상반신은 팔의 보조를 이용해 일으킨다.
● 1~2분 정도 이불 속에서 스트레칭
● 시간적으로 몇 분간 여유를 두고 일어난다.

허리에 부담을 주는 기상 방식
● 복근만 이용해 갑자기 일어난다.
● 다리의 힘만으로 벌떡 일어난다.
● 시간적 여유가 없어 정신적으로 느긋할 수가 없다.

1 **이불 속에서 스트레칭**

자고 있는 동안에 굳은 근육이나 관절을 풀어줍니다. 1분가량 손발을 흔들어주는 것만으로 근육이나 관절도 깨어납니다.

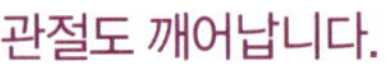
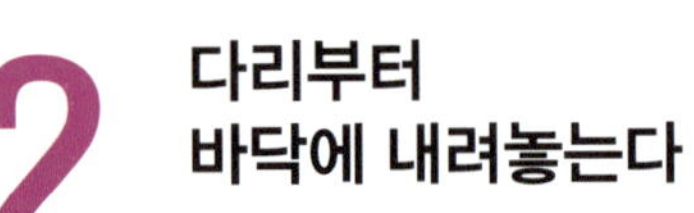

2 **다리부터
바닥에 내려놓는다**

옆으로 돌아누워 팔의 힘을 이용해 상체를 일으킨 다음, 다리부터 바닥에 내려놓으며 일어섭니다.

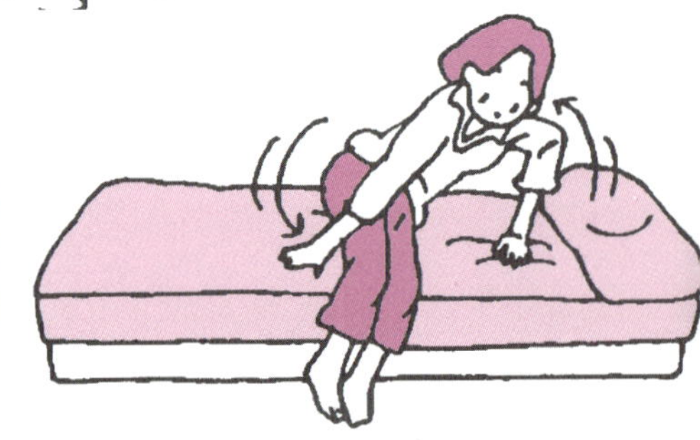

시간이 여유로운 아침에는 이불 속에서 스트레칭을

무릎 구부렸다가 펴기

무릎이 아프지 않을 정도로 끌어안았다가 한계까지 쭉 펴줍니다. 이것을 좌우 교대로 한쪽당 5번 정도씩 천천히 해주세요.

양 무릎을 끌어안는다

허리를 웅크리며 양 무릎을 끌어안습니다. 숨을 멈추지 말고 5초 동안 안고 있다가 다시 5초 동안 천천히 펴주세요. 이것을 3번 반복합니다.

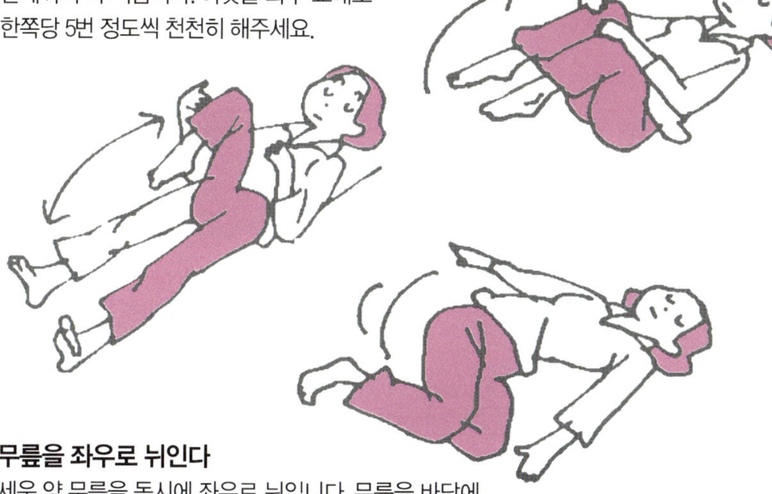

무릎을 좌우로 뉘인다

세운 양 무릎을 동시에 좌우로 뉘입니다. 무릎을 바닥에 붙이는 것이 아닙니다. 힘들지 않을 정도에서 멈추고 좌우 5번씩 반복하세요.

요 위에서 일어나는 방식, 복근이 약한 사람이 일어나는 방식

옆에 로프를 달아두고

누워서 잡을 수 있는 위치에 로프를 달아두면 팔의 힘을 효과적으로 이용해 편하게 일어날 수 있습니다.

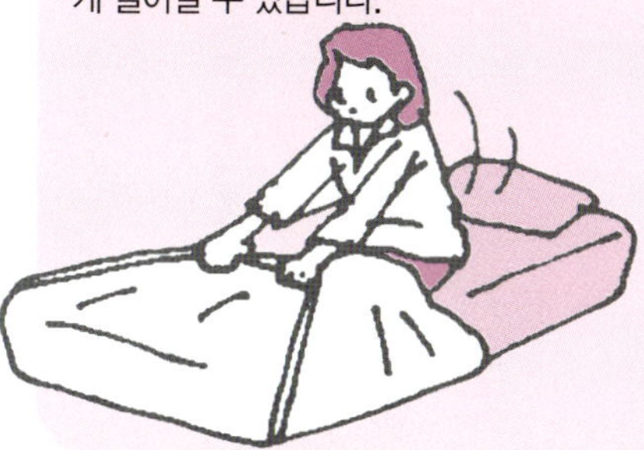

요 위에서도 옆으로 돌아누워 일어난다

요 위에서도 옆으로 돌아누워 팔의 힘을 사용해가며 상반신을 일으키세요. 그 후에 책상이나 벽 등을 손으로 짚으며 일어납니다.

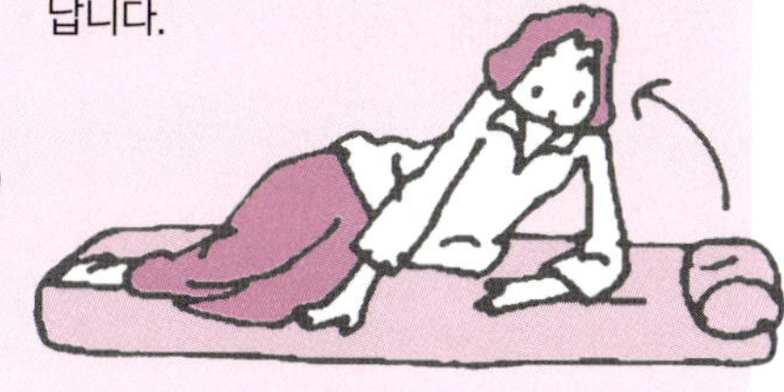

의자에 앉거나 한쪽 다리를 받침대에 얹으면 좋다

★

허리에 좋은 몸단장

- 바지나 양말은 의자에 앉아서 착용한다.
- 세안 등을 할 때는 한쪽 다리를 받침대에 얹는다.
- 상의는 천천히 입는다.

허리에 부담을 주는 몸단장

- 한쪽 다리를 들어 올려 바지를 입는다.
- 앞으로 몸을 수그려서 세안이나 화장을 한다.
- 상의를 입을 때 허리를 잽싸게 비튼다.

무리하게 몸을 앞으로 수그리면 1.5배의 부담

양 무릎을 쭉 펴고 앞으로 몸을 구부리면 허리에 가는 부담은 똑바로 서있을 때의 1.5배나 됩니다.

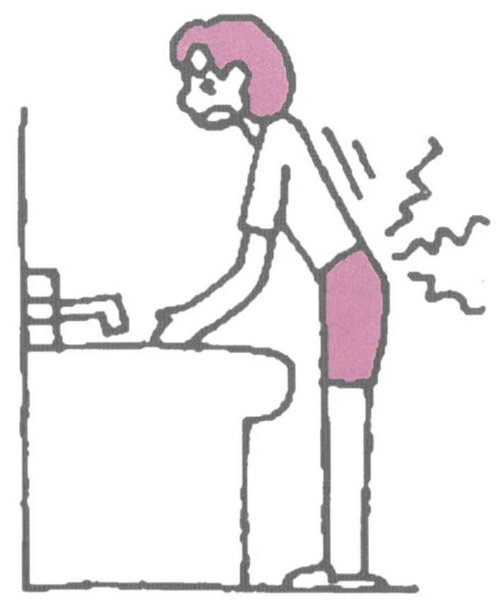

세면대 앞에 10cm 정도의
받침대를

서있는 상태로 몸단장을 할 때는 세면대
앞에 10cm 전후의 받침대를 놓고 그 위
에 한쪽 다리를 얹으세요. 허리가 아픈
쪽과 같은 쪽 다리를 받침에 올려두면
편해집니다.

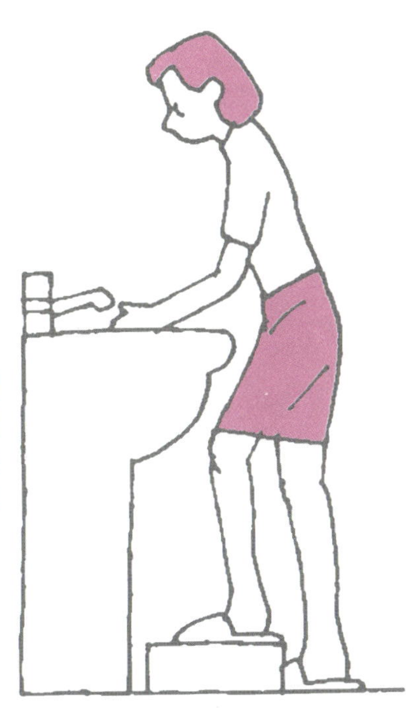

밖에서는 무릎을 구부리고

직장의 세면대처럼 받침대가 없는 곳
에서는 무릎을 구부리고 머리를 세면
대 쪽으로 들이댑니다. 이 자세는 체중
이 절묘하게 분산되어 허리에 부담이
가지 않습니다.

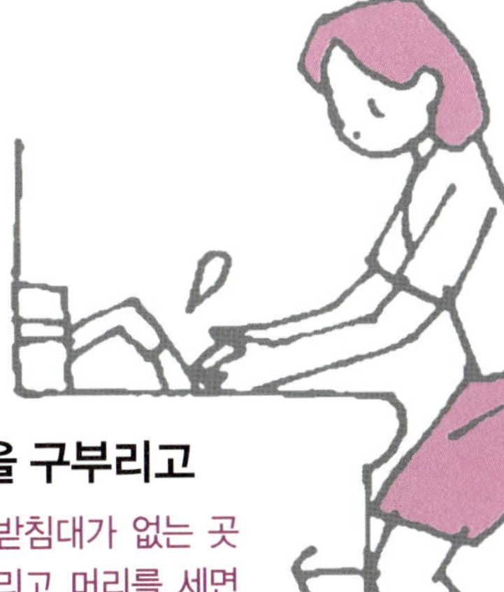

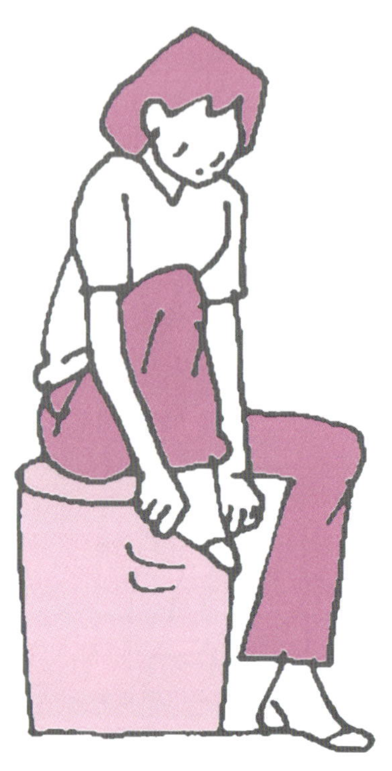

바지를 입을 때는
의자에 앉아서

한쪽 다리로 몸을 지탱하고 있으면 그 한
쪽 다리나 허리에 큰 부담이 가고 불안정
하기도 합니다. 넘어질 뻔했다가 자세를
바로잡는 동작은 특히나 위험합니다. 바
지나 양말, 현관에서 신발을 신을 때는 가
급적 의자에 앉도록 적극 권장합니다.

무의식적으로 몸을 수그렸을 때

이런 경우에는 일어날 때 주의해야 됩니다.
세면대 테두리를 손으로 짚고 팔의 힘을 이
용해 상체를 일으켜 세우세요.

넥타이이나
화장도 의자에 앉아서

장시간 서서 하는 동작은 허리에
부담을 줍니다. 넥타이를 매거나
소매를 채우거나 액세서리를 몸
에 차는 동작은 의자에 앉아서
하는 습관을 갖는 것이 어떨까
요?

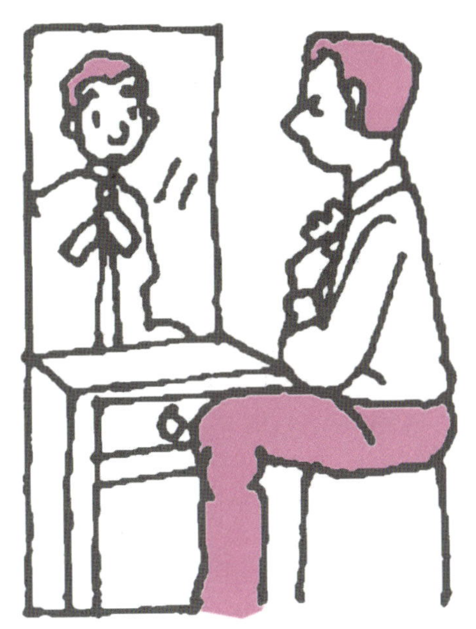

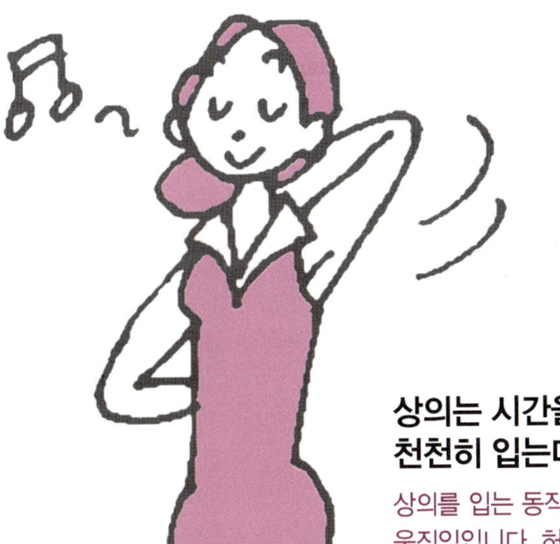

상의는 시간을 들여
천천히 입는다

상의를 입는 동작은 허리를 비트는
움직임입니다. 허리는 비틀림에 취
약하므로 힘껏 돌아가지 않도록 천
천히 움직이세요.

진행방향을 향해 서있으면 부담이 덜하다

★

허리에 좋은 전철이나 버스 통근·통학

- 계단이 있는 승강구에서는 손잡이를 이용한다.
- 진행방향을 향해 선다.
- 하차할 때는 여유롭게 일찌감치 움직인다.

허리에 부담을 주는 전철이나 버스 통근·통학

- 손잡이를 이용하지 않고 계단을 뛰어 올라간다.
- 만원 전철 한가운데에 옆 방향으로 서있다.
- 허둥지둥 내린다.

버스에 승차할 때는 손잡이를 이용해서

허리에 큰 부담을 주는 계단 오르내리기는 손잡이를 이용해 이동하세요.

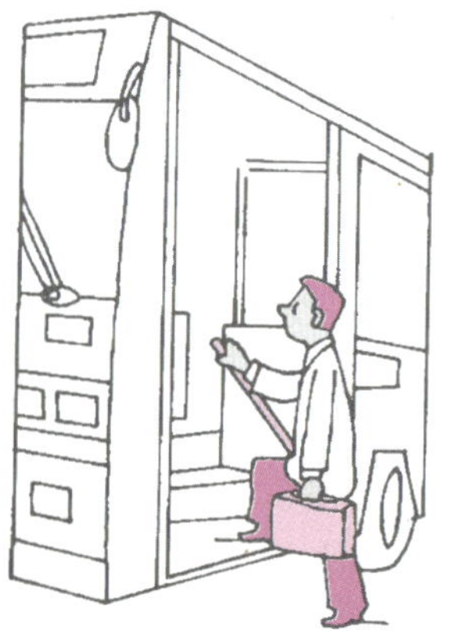

버스에서 내릴 때는 여유롭게

여유롭게 출구 쪽으로 이동하고 한쪽 다리가 지면에 닿을 때까지 손잡이를 이용하세요.

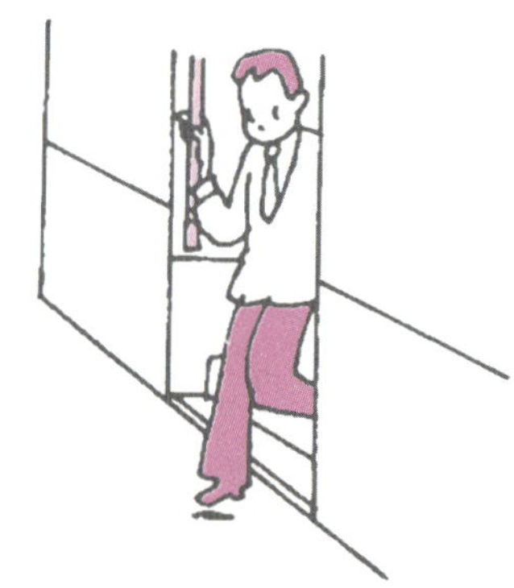

승차 중에는 진행방향을 향해서

남에게 떠밀릴 기회가 적은 차량의 끄트머리 벽(또는 문)에 기대서 진행방향을 향해 서있는 것이 이상적입니다.

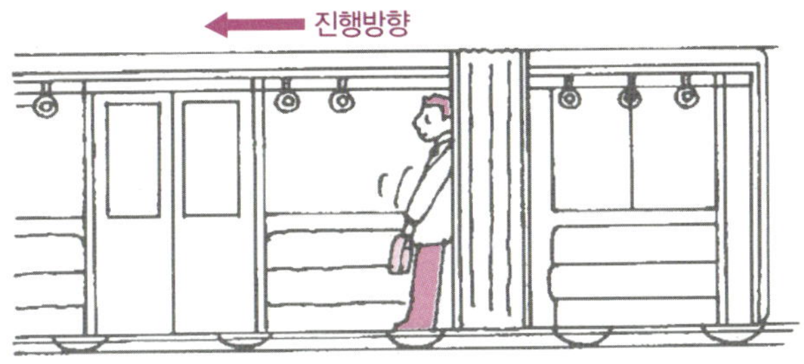

한마디더

어디까지나 소문이기는 하지만 '통근전철은 사람들이 서로 비껴서 틈새가 생기도록 일부러 급브레이크를 밟는다' 라는 이야기를 들었습니다. 그러므로 자기 자신을 지키기 위해 차량의 가장 뒤편에 타기를 권장합니다. 진행방향 쪽에 있으면 급브레이크가 걸렸을 때 어쩔 수 없이 짓눌리기 때문입니다.

짐은 아래에 내려놓거나 선반에 올려둔다

몸은 자연스럽게 가방을 들고 있는 쪽으로 틀어지게 되어있습니다. 이런 상태에서 외부로부터 힘이 가해지면 바로 허리를 다치게 되어 위험합니다.

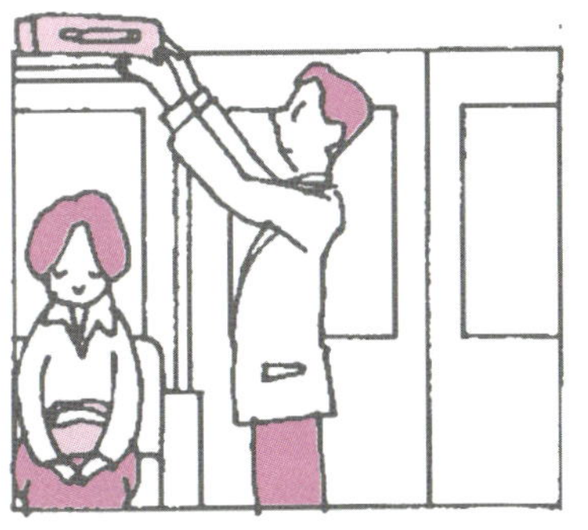

내릴 때는 시간에 여유를 두고

정차한 다음에 허둥지둥 문 쪽으로 이동하지 말고 차 안에 안내방송이 흘러나오면 조금씩 이동하도록 명심하세요.

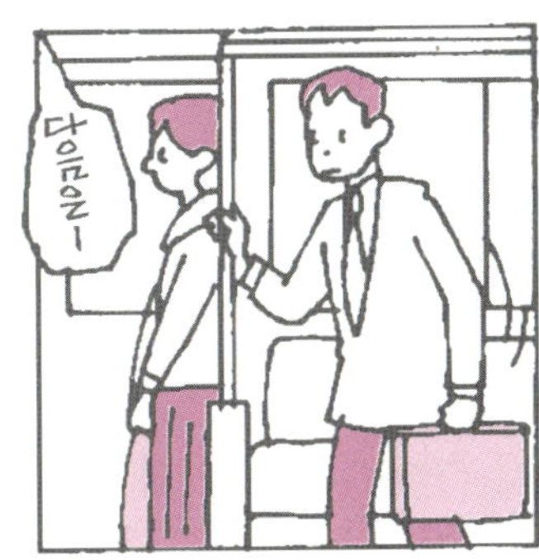

카시트는 무릎이
구부러지는 위치,
등받이는 똑바로

★

허리에 좋은 승용차 통근
- 카시트는 무릎 앞머리가 허리보다 높이 오는 위치로 설정
- 허리 베개는 효과가 절대적
- 주차하고 내리기 전에는 허리를 편다.

허리에 부담을 주는 승용차 통근
- 카시트의 위치를 뒤로 심하게 빼고 다리를 뻗고 있다.
- 등받이를 뒤로 비스듬히 너무 많이 뉘였다.
- 장시간 계속 똑같은 자세로 운전

무릎이 고관절보다 위에 있다

앉아서 무릎이 90° 가까이 구부러질 정도로 카시트를 조절하고 무릎 앞머리가 고관절보다 위에 오도록 하세요.

등받이는 똑바로

등받이가 비스듬히 누워있으면 자세가 불안정해져서 무리한 힘을 사용하게 됩니다. 배골의 곡선에 맞도록 등받이는 똑바로 세우세요.

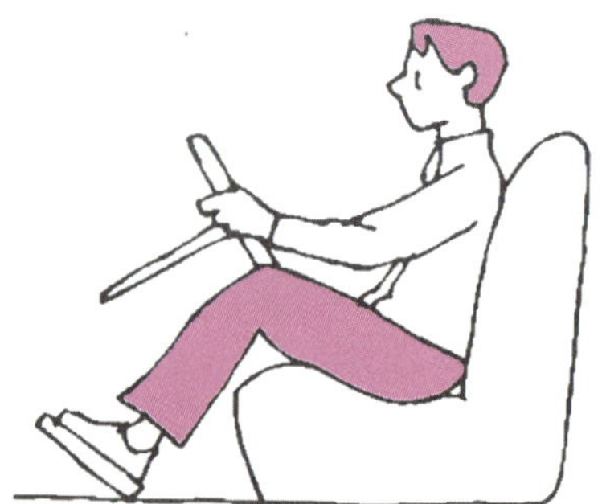

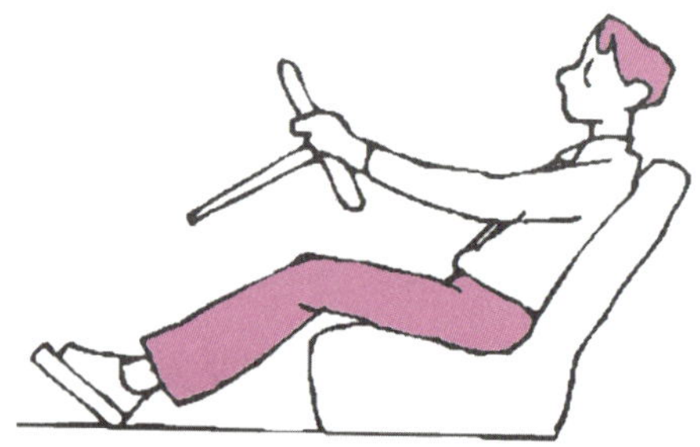

통증이 심하면
허리에 타월을

허리와 카시트 사이에 둥그렇게 만 타월을 끼우거나, 타월을 직접 허리에 감으세요. 시중에 판매되고 있는 허리 베개는 더욱 효과적입니다.

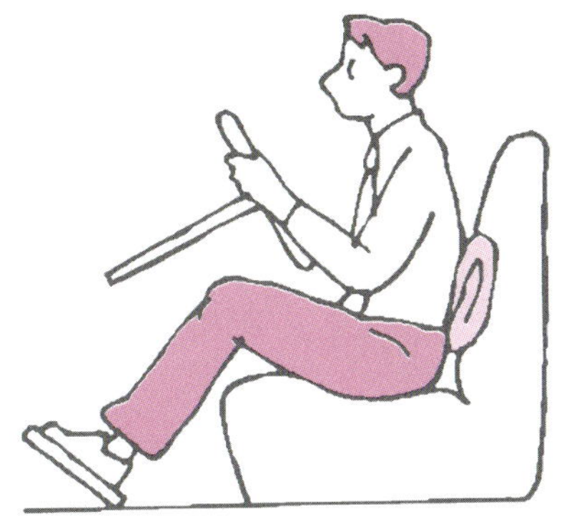

내릴 때는 몸을
문 쪽으로 돌린다

배골이 옆으로 휘어있는 상태에서 대각선 위쪽으로 일어서게 되면 허리에 쓸데없는 부담을 크게 지우게 됩니다. 몸을 문 쪽으로 돌려서 내리면 이 부담이 사라집니다.

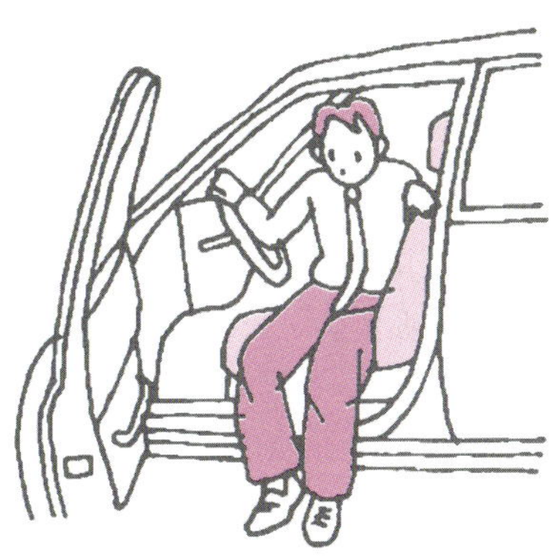

주차하고 내리기 전에
스트레칭

자신의 배꼽을 들여다보듯이 등을 웅크리면 허리 전체가 쭉 펴집니다.

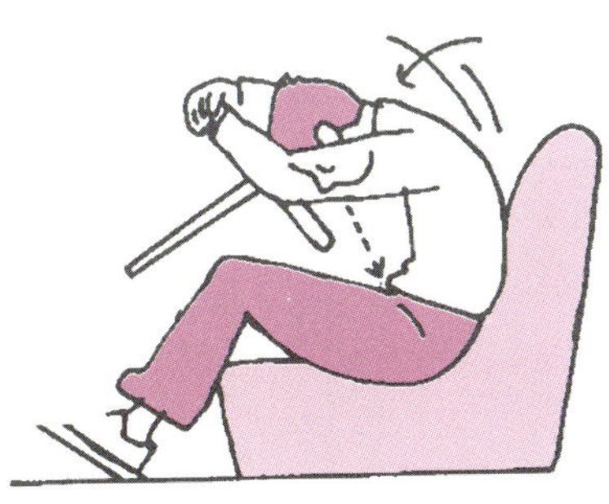

장거리 운전을 할 때는
1시간에 1번씩 휴식을

요통 환자가 장거리를 운전하는 경우에는 1시간에 1번을 기준으로 휴식을 취하는 것이 이상적입니다. 2~3분간 몸을 펴주는 것만으로도 허리가 잘 뭉치지 않게 됩니다.

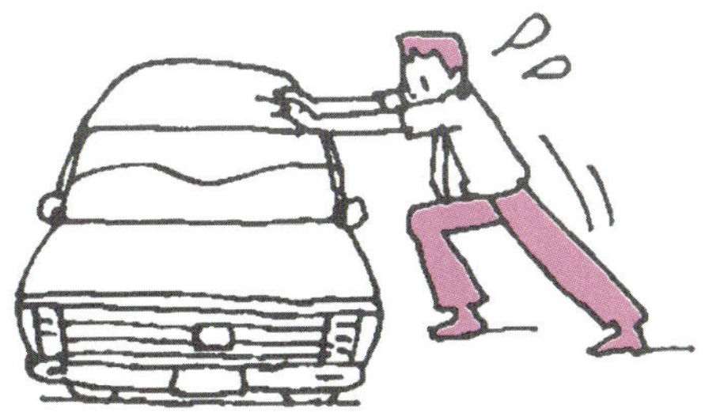

골반 교정법의 자세대로 걷는다

★
걷는 자세와 신발에 주의 ➡ 걸어서 통근·통학할 때

허리에 좋은 걸음걸이

- 몸을 뒤로 젖히지 않는 올바른 자세로 걷는다.
- 하복부에 힘을 주며 걷는다.
- 자기 발에 맞는 올바른 신발을 신는다.

허리에 부담을 주는 걸음걸이

- 몸을 뒤로 젖히며 걷는다.
- 작은 보폭으로 종종거리며 걷는다.
- 샌들이나 하이힐을 애용하고 있다.

무리 없는 보폭으로

보폭은 약간 널찍해야 경쾌하게 걸을 수 있습니다. 또한 경쾌하게 걷다 보면 신발이 지면에 닿을 때의 충격이 작기 때문에 부담이 적어집니다.

기본은 골반 교정법

몸이 뒤로 젖혀지지 않도록 하복부에 힘을 주세요. 위에서 매달린 꼭두각시 인형처럼 중심을 위에 두고 걷습니다.

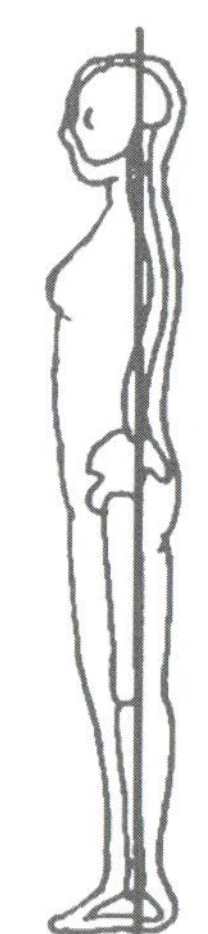

자세한 설명은 P.110을 보세요.

다리는 4박자로 움직인다

1. 발꿈치부터 지면에 착지합니다.

2. 다음은 엄지발가락의 뿌리 부분에 있는 엄지두덩을 착지시킵니다.

3. 발가락 끝도 착지시킵니다.

4. 엄지두덩에 힘을 모아 걸음을 앞으로 전진시킵니다.

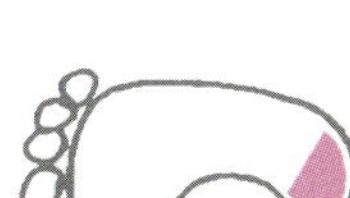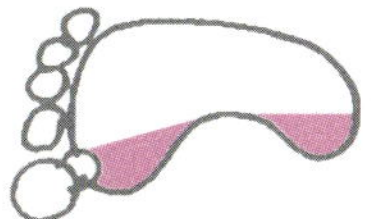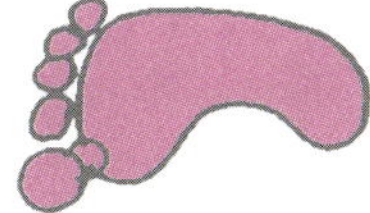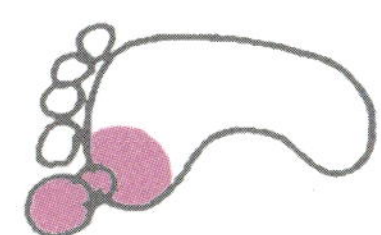

부담을 주지 않는 신발 고르는 방법

사이즈가 제일 중요하다. 발꿈치가 뜨지 않는 신발을.

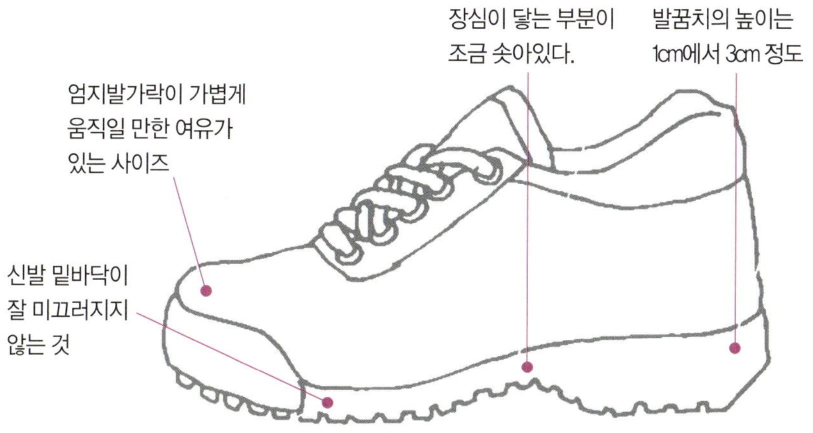

무겁지 않고 걸을 때 발꿈치가 뜨지 않는 것. 그리고 상기와 같은 요소를 감안한 신발을 권장합니다.

하이힐이나 통굽 샌들은 허리의 천적

불안정한 신발을 신으면 쓸데없는 근육까지 써가며 걷기 때문에 균형이 무너지는 경우도 허다해서 요통 환자는 신는 것 자체를 권해드릴 수 없습니다.

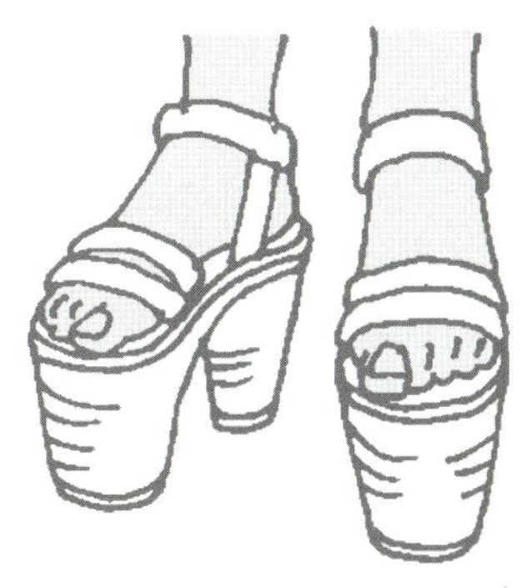

짐은 가급적 내려놓는다

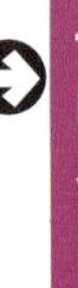

허리에 좋은 가방 들기 방식
- 좌우 교대로 바꿔 든다.
- 걸을 때는 배낭이 최적
- 무거운 짐을 들 때는 허리에 코르셋을

허리에 부담을 주는 가방 들기 방식
- 늘 같은 손으로 가방을 든다.
- 배낭에 너무 무거운 짐을 집어넣는다.
- 전철 안에서도 가방은 든 채로
- 조그만 가방을 옆구리에 낀다.

가방은 좌우로 방향을 바꿔가며 든다

항상 한쪽으로만 들다보면 자연스럽게 몸이 틀어집니다. 5분 간격으로 방향을 바꿔주면 균형이 잡혀서 몸이 잘 틀어지지 않게 됩니다.

양손에 같은 무게의 가방을 든다

좌우에 같은 무게의 가방을 들면 몸은 기울어지지 않습니다. 2개의 짐을 들 때는 좌우로 나눠 드세요.

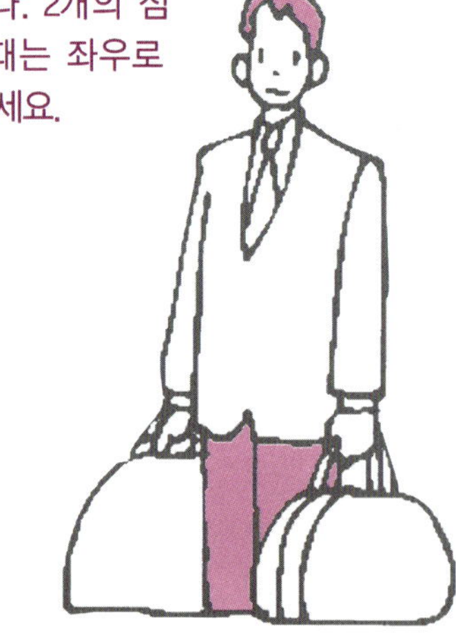

짐을 들고 걸어 다닐 때는 배낭이 편하다

걸어 다닐 때는 양손을 쓸 수 있는 배낭이 가장 편합니다. 배낭은 가볍게 배꼽을 들여다보듯이 등을 조금 구부리며 짊어지세요.

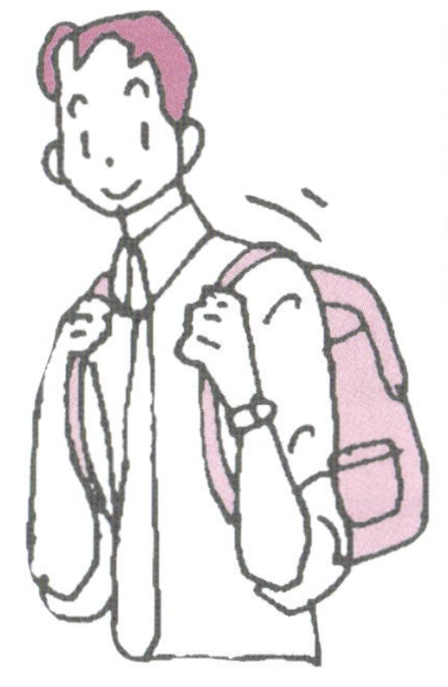

핸드백도 좌우로 방향을 바꿔가며 든다

조그만 가방을 옆구리에 끼고 다니면 끼고 있는 쪽의 움직임이 완전히 멈춰버려서 허리가 강제로 비틀리기 때문에 가방보다 더 부지런히 방향을 바꿔줘야 됩니다.

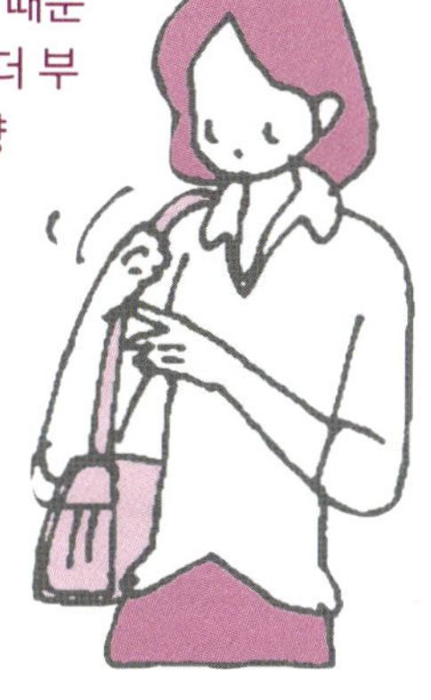

숄더백은 요주의

미끄러지지 않도록 어깨를 추켜올려야 되기 때문에 몸이 더 쉽게 기울어집니다. 멈춰 서있을 때는 가급적 가방을 내려놓아 부담을 조금이라도 덜어주세요.

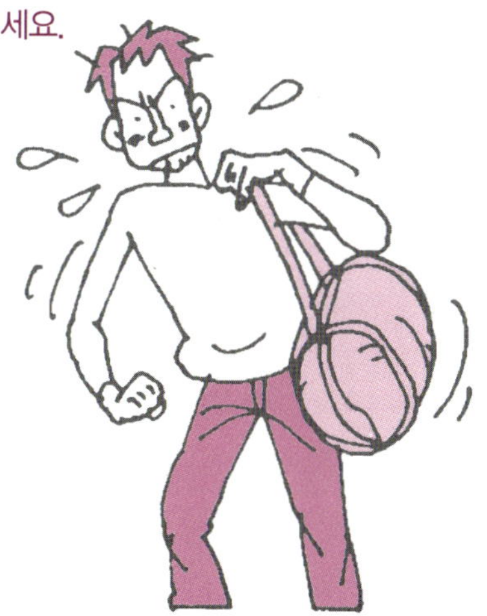

무거운 짐을 들 때는 코르셋을

짐을 내려놓을 때나 들어 올릴 때는 허리의 힘만으로 하지 말고, 하복부에도 힘을 주면서 하세요. 부득이하게 무거운 짐을 들어야 될 때는 코르셋을 이용하면 허리에 가는 부담이 줄어듭니다.

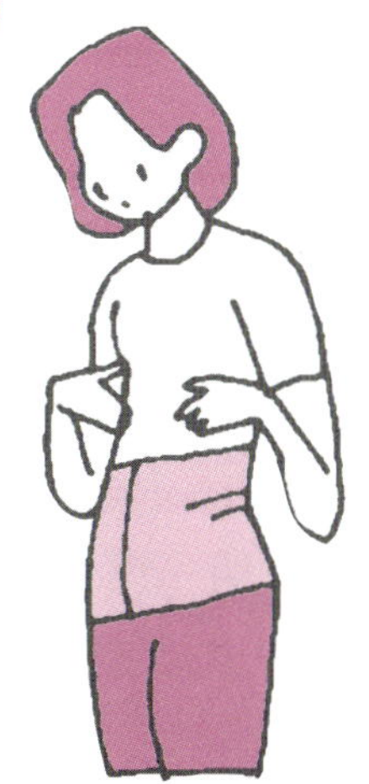

무릎은
고관절보다 높게,
등줄기는 쭉 펴고

허리에 좋은 앉기 방식
● 무릎의 위치를 고관절보다 높게
● 등줄기를 꼿꼿하게 편다.
● 다리를 꼬면 요통의 응급처치

허리에 부담을 주는 앉기 방식
● 너무 높은 의자
● 앞으로 구부정하게 앉는다.
● 등받이에 90° 이상의 각도로 기댄다.

하복부에 힘이 들어가도록 다리를 내려놓는다

하복부에 힘이 들어가는 자세가 되도록 무릎을 고관절보다 높게 두고 앉으세요. 의자 높이를 바꾸거나 다리 밑에 받침대를 놔서 조절할 수 있습니다.

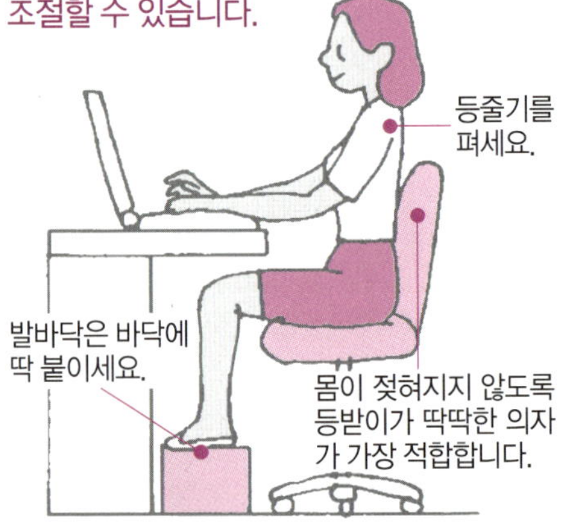

허리에 가는 부담

'서있을 때보다 앉는 것이 편하다'라고 생각하기 쉽지만 사실은 앉아있는 쪽이 허리에 더 큰 부담을 줍니다. (P.137)

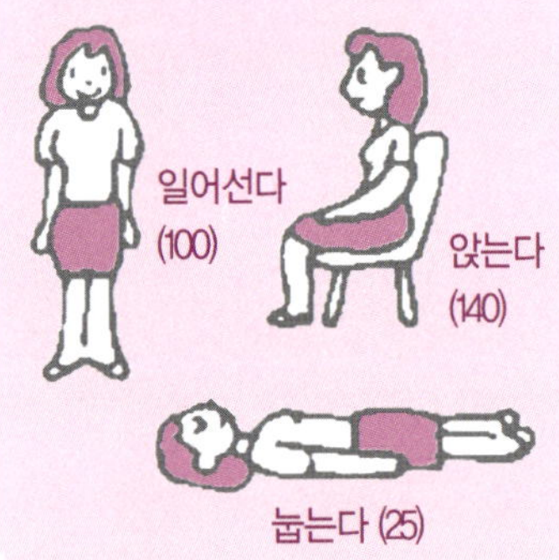

컴퓨터 작업 중에는
자세를 주의한다

컴퓨터 작업은 장시간 동안 하는 경향
이 있습니다. 작업 도중 15분에 한 번은
자세를 바로잡아 주세요. 등줄기가 펴
져 있는지 체크하십시오.

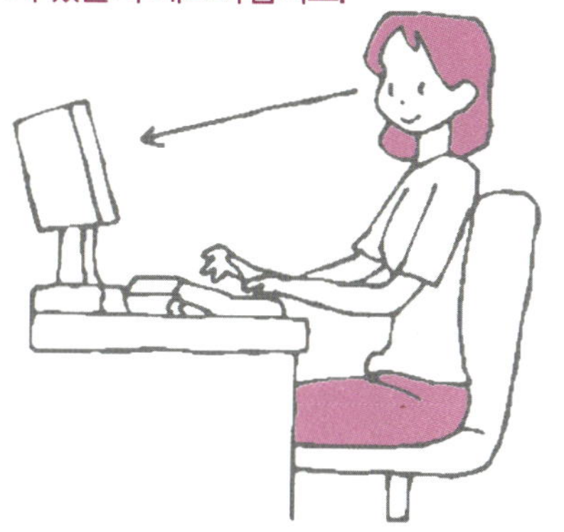

일어설 때는 팔 힘을
이용해서

장시간 앉아서 일을 하다 보면 아침에
기상할 때처럼 근육이 굳어있는 경우
도 있습니다. 복근의 힘만으로 일어서
면 허리를 다치기 쉬우므로 양팔로 지
지해주면서 천천히 일어나세요.

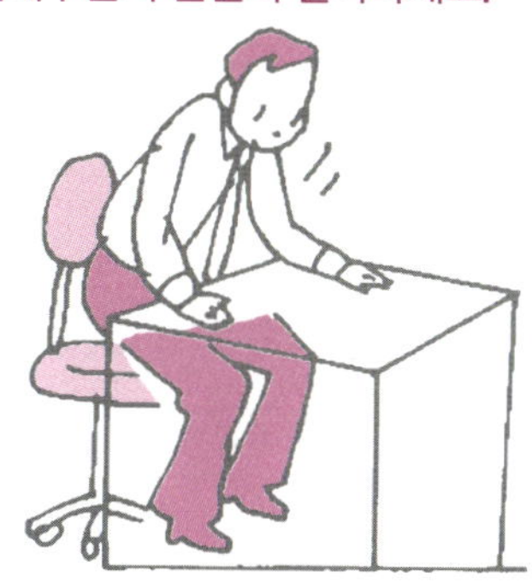

통증이 심할 때는
다리를 꼬아 응급처치

허리가 아픈 부위와 같은 쪽 다리를 위
로 올려 꼬면 일시적으로 배골의 앞쪽
곡선이 틀어집니다. 단, 옆으로 틀어지
지 않도록 종종 반대쪽 다리와 방향을
바꿔주세요.

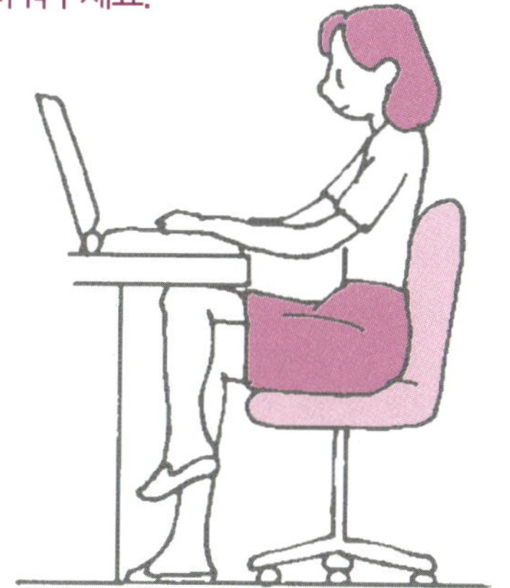

응접실 소파에 앉을 때

소파에 앉을 때는 무릎 앞머리가 고관
절보다 높이 오는 자세가 이상적입니
다. 단, 등받이가 뒤쪽에 있는 타입은
허리가 뒤로 젖혀지므로 기대지 말고
앉으세요.

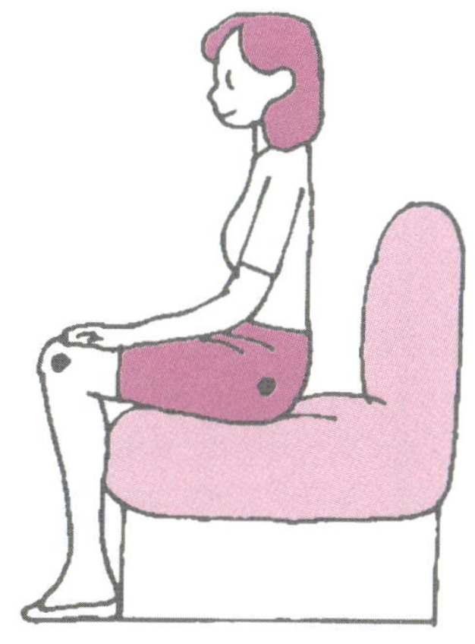

바르게
서있는 자세는
골반 교정법의
서있는 방식

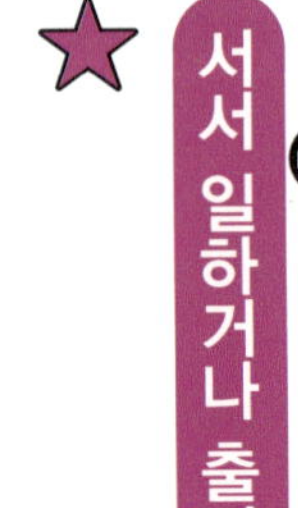

하복부에 힘이 들어가도록 다리를 놓는다

바른 자세로 서있으면 주위에서 볼 때도 꼿꼿해 보이고 허리에도 부담이 잘 가지 않습니다.

위를 올려다보는 작업은 거리를 좀 두고 턱이 너무 치켜 올라가지 않도록 하세요.

무거운 짐을 옮길 때는 일어서면서 뒤를 돌아보지 말고 일어선 다음에 뒤를 돌아 봅니다. '동시에 ～하면서 동작'은 삼가세요.

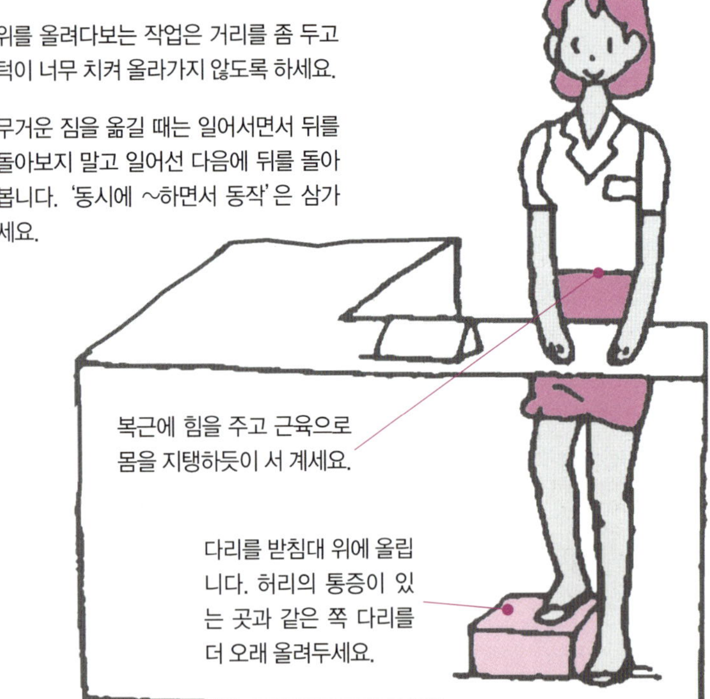

출장지에는 요통의 위험이 바글바글

허리에 좋은 베드메이킹

매트가 너무 푹신하면 빼버리세요. 베개 높이가 안 맞으면 타월이나 목욕 가운을 대신 사용합니다. 허리에 부담이 가는 요소를 가진 물건은 최대한 자기 사양으로 맞추세요.

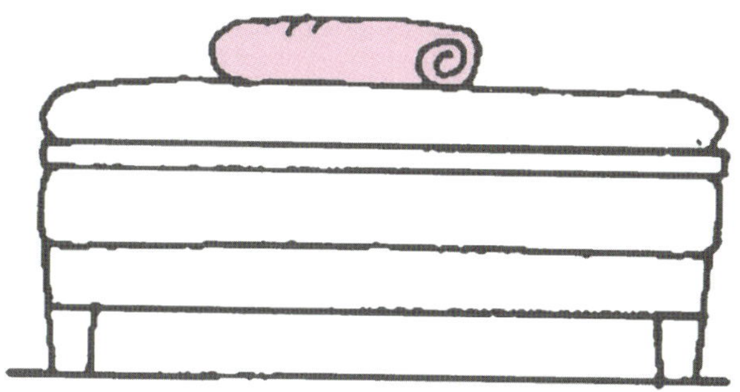

뒤로 넘어가는 좌석에 주의

허리가 허공에 뜬 상태에서 좌석을 기울이면 허리가 뒤로 젖혀지게 됩니다. 다리를 바닥이나 발받침에 붙이면 허리에 가는 부담을 경감시킬 수 있습니다.

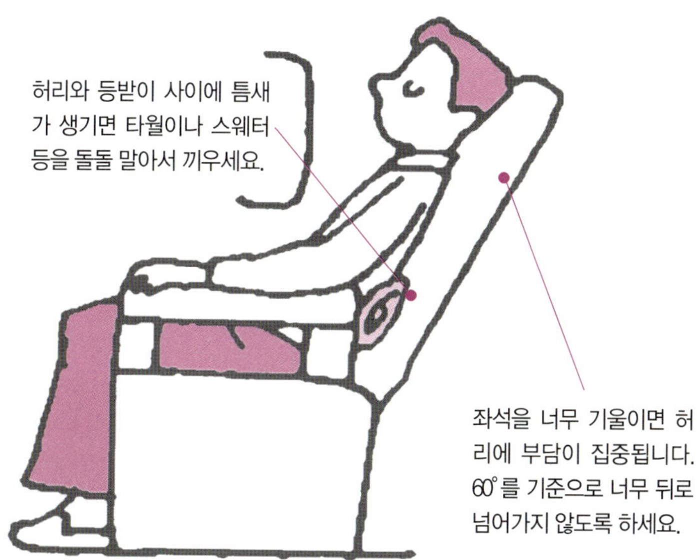

앉을 때나
일어설 때나
골반을 의식한 자세를

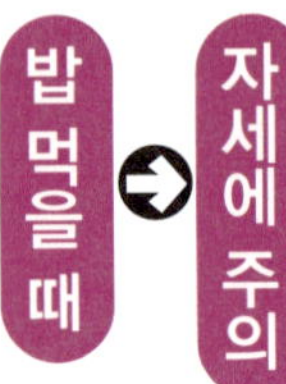

의자에 앉아서 식사할 때는 자세를 바로잡는다

허리로 가는 부담 때문만이 아니라 매너 상으로도 하복부에 가볍게 힘을 준 자세로 식사하는 것이 중요합니다.

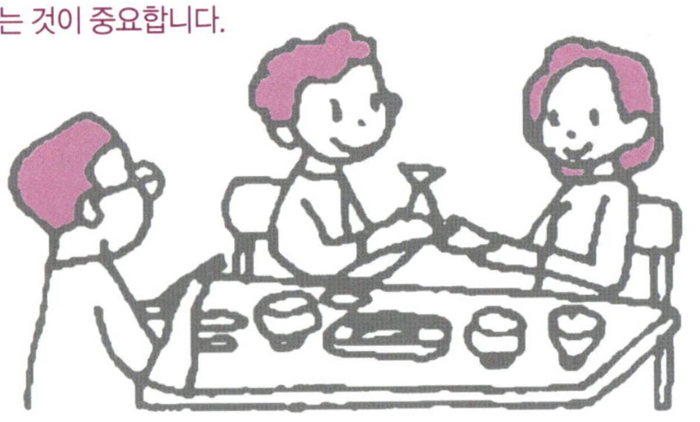

바닥에 앉아 식사할 때는 정좌가 최고

다리를 풀고 앉는 방식은 허리에 부담을 줍니다. 가급적 정좌로 앉는 편이 나중에도 뻐근함이 남지 않습니다.

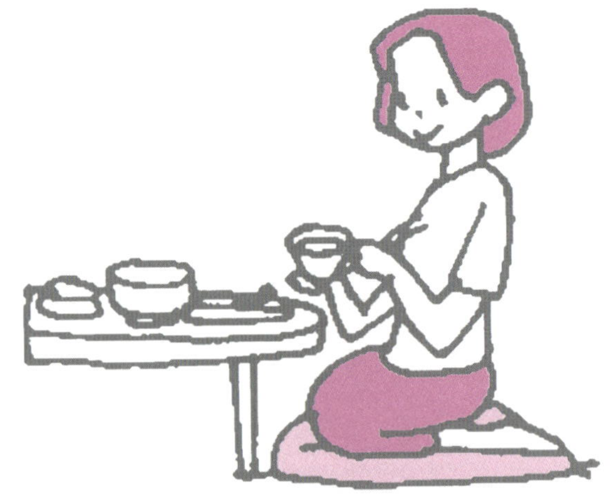

테이블이 없는 곳에서는 서로 마주앉아서

옆에 있는 반찬을 집는 등 허리가 회전할 때는 허리에 부담이 가므로 서로 마주보
며 앉으세요.

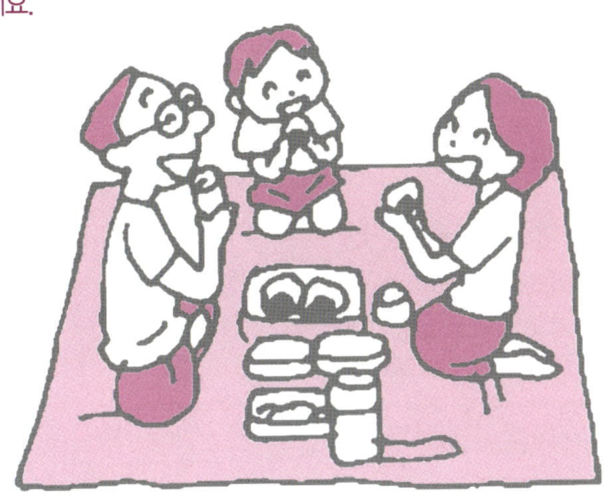

서서 먹을 때는 다리를
올릴 수 있는 장소에서

서있을 때는 한쪽 다리를 받침대에
올려야 허리가 편해집니다. 가급적 다
리를 올릴 수 있는 자리를 잡으세요.
다리를 올릴 장소나 그런 자세가 안
어울리는 장소에서는 골반 교정법
(P.110)의 요령을 떠올리세요.

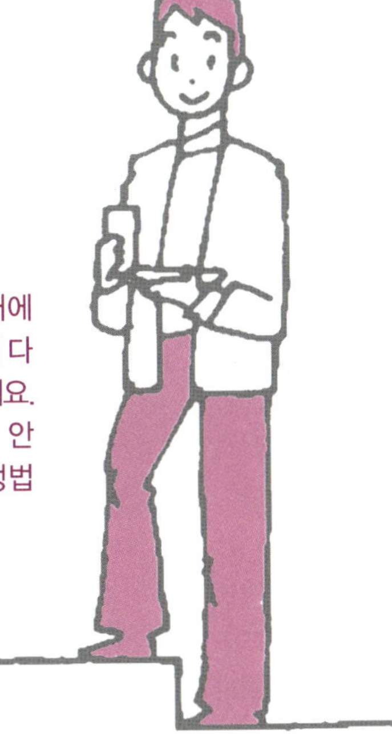

구부정한 자세를 피하고 좌우의 균형을 유지한다

설거지는 한쪽 다리를 받침대에 얹고

싱크대 앞에 10cm 정도 높이의 받침대를 놓고 그 위에 한쪽 다리를 올리세요. 허리가 아프면 아픈 허리와 같은 쪽 다리를 받침대에 올립니다.

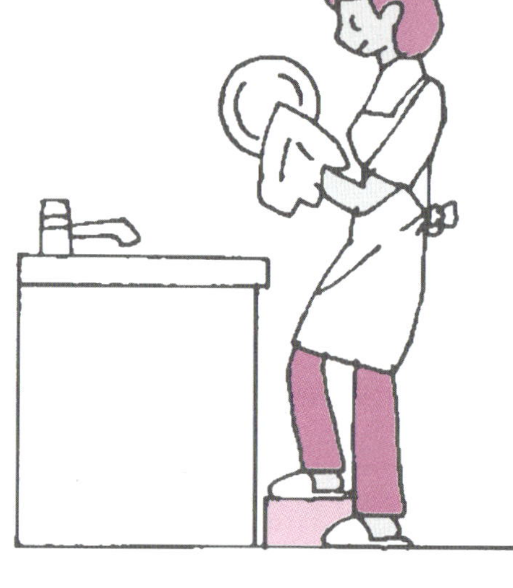

 **한마디 더**

청소기를 새로 장만할 예정이 있다면 허리를 구부리지 않고 돌릴 수 있는 길고 가느다란 타입을 권장합니다.

청소는 구부정한 자세 엄금

청소기를 돌릴 때는 자세가 구부정해지지 않도록 연장관을 사용하세요. 또한 늘 한쪽 손으로만 들게 되면 몸이 틀어지므로 몇 분 간격으로 방향을 바꿔 드세요.

짐은 양손에 나눠서 든다

쇼핑백 등을 들 때는 몸이 어느 한쪽으로 틀어지지 않도록 2개나 4개의 봉지로 나눠서 좌우의 무게를 균등하게 만든 다음 양손으로 드세요. 배낭을 들고 가는 것도 적극 권장합니다.

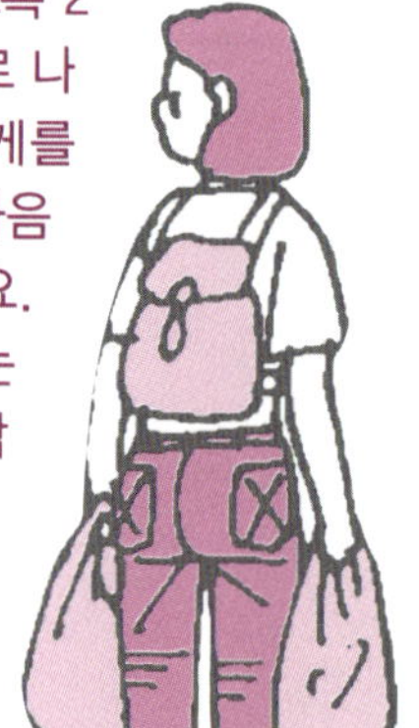

아이나 애완동물, 짐은 가까이 다가가서

짐 옆으로 다가갑니다.

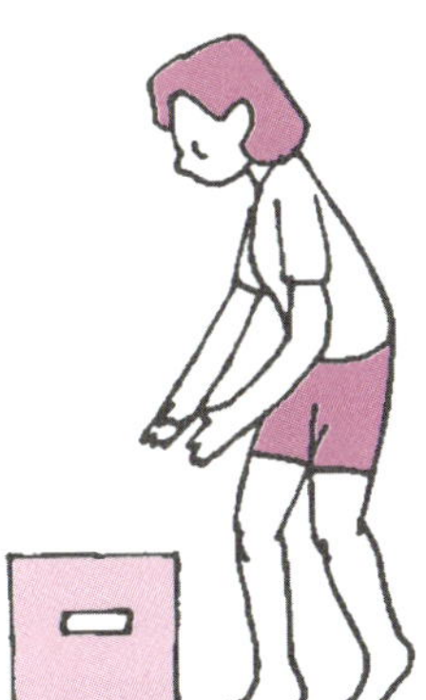

완전히 쭈그리고 앉아 손으로 잡습니다.

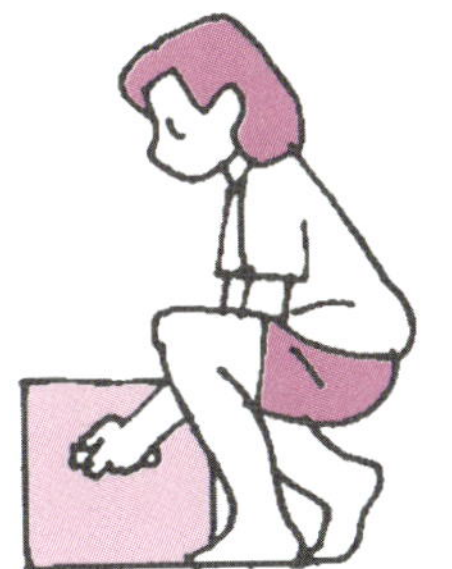

다리를 어깨 폭 정도로 벌리고 짐이 몸과 가까운 곳을 지나도록 전신의 힘을 사용해 들어 올리세요.

짐을 들어 올린 다음 허리를 구부리고 상반신을 앞으로 쓰러뜨린다.

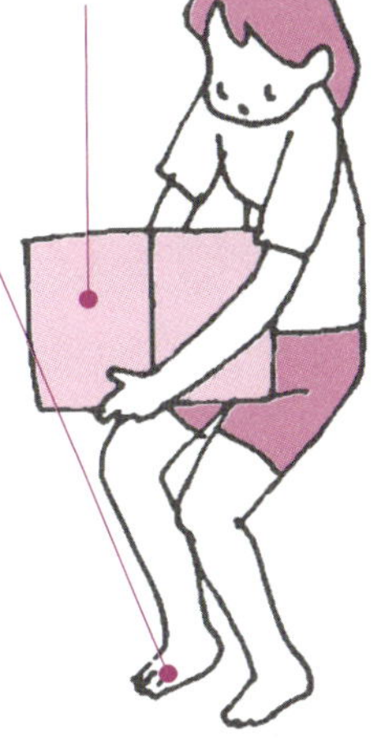

샌들이나 슬리퍼는 불안정하고 위험. 운동화 등 발밑이 안정적인 신발을.

한마디 더

아이나 애완동물을 오랜만에 만나서 무심결에 예전과 같은 느낌으로 들어 올렸다가 허리를 다치는 분들이 계십니다. 아이나 애완동물은 성장이 빨라 예전과 체중이 달라져 있는 경우가 많으므로 주의하세요.

빨래를 널 때는 바구니를 받침대 위에 올린다

바구니를 바닥에 놔두면 앉았다 일어났다를 반복해야 됩니다. 허리의 높이를 바꾸지 않아도 되게 바구니를 받침대 위에 올리세요.

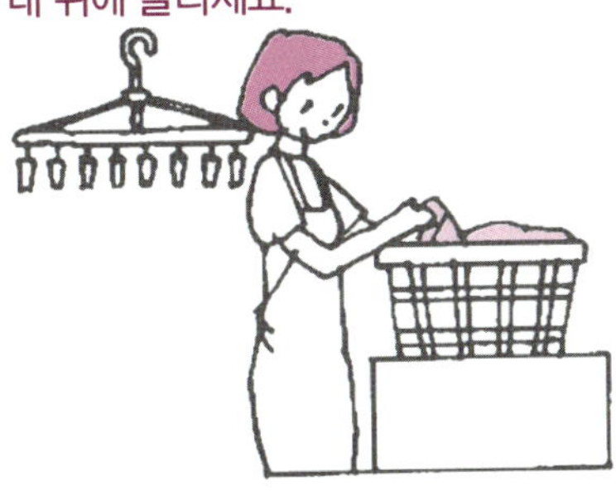

수납은 사용빈도를 생각해서

높은 곳이나 쭈그리지 않으면 뺄 수 없는 장소에는 잘 쓰는 물건을 두지 않도록 유념하세요. 가정에서 쓰는 식기나 청소도구 수납장소를 한번 확인해 보십시오.

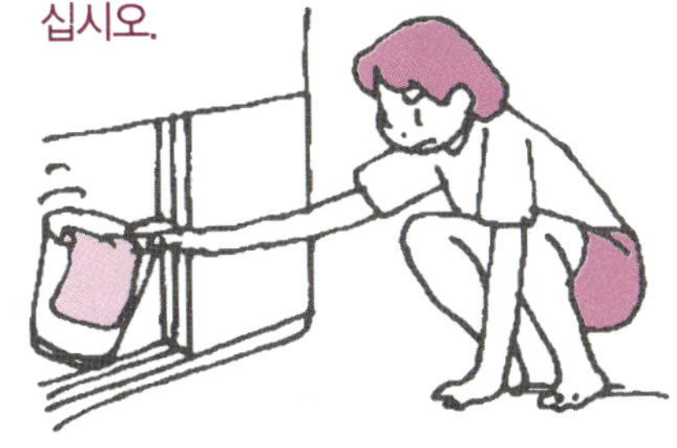

평소부터 혈액순환을 좋게 만들어둔다

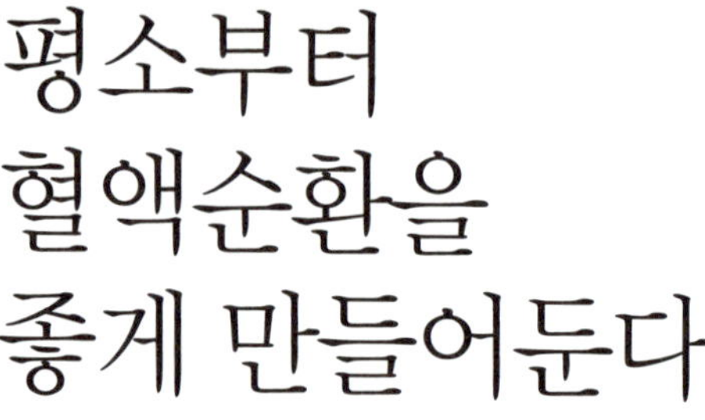

평소에도 스트레칭

혈액순환을 좋게 만드는 스트레칭을 일과로 삼아 보세요.

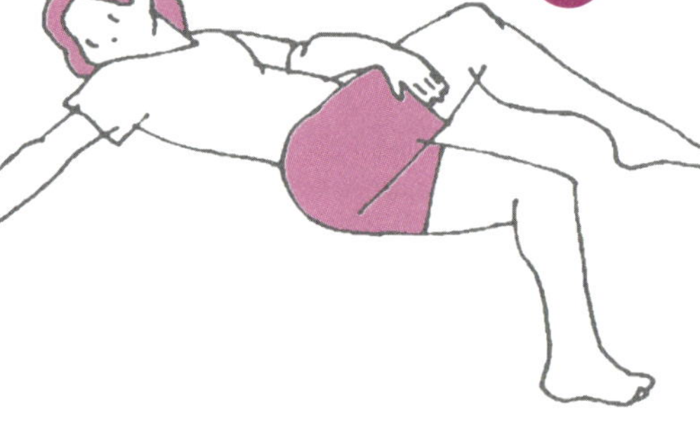

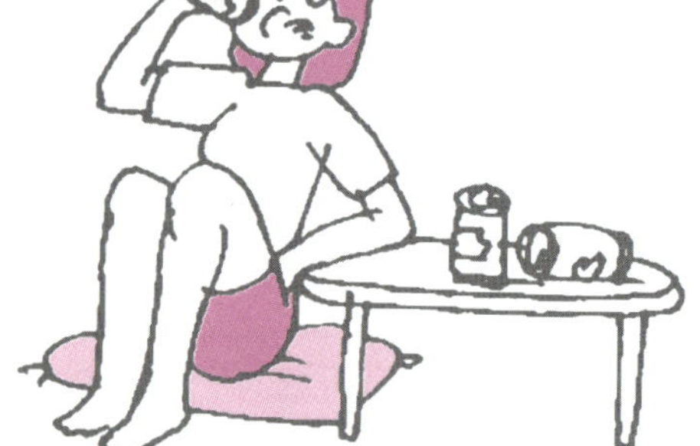

몸을 냉하게 만들지 않는다

몸이 냉해지지 않도록 차가운 음식이나 음료만 섭취하는 일은 삼가세요.

3일 전부터 쌀알 테이프

생리가 시작되기 3일 전부터 삼음교나 족삼리에 쌀알 테이프를 붙여두면 통증이 완화됩니다.

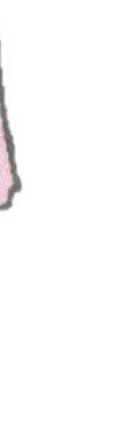

준비운동을 하고 자신에게 맞는 도구로

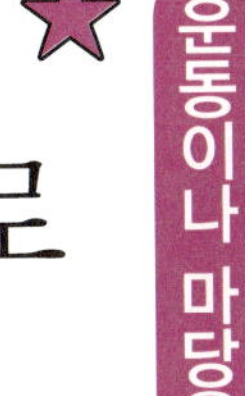

'왕년에 익힌 솜씨'는 정말로 왕년의 일일 뿐

사전의 준비운동은 흔히 볼 수 있지만, 끝난 후의 회복운동은 소홀히 하기 십상입니다. 몸의 열기가 가시면 사용한 근육을 풀어주세요.

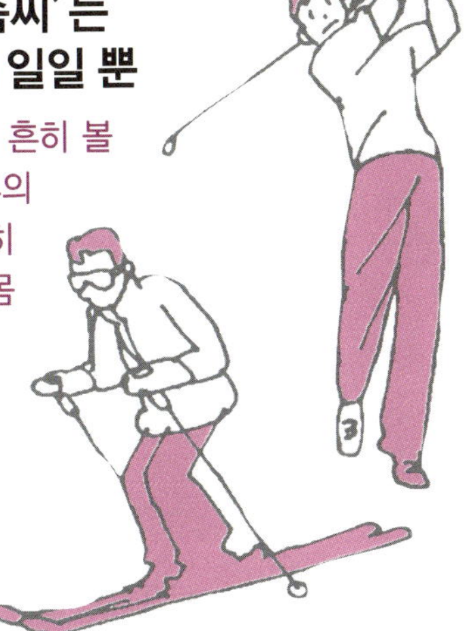

허세를 떨지 말고 도구는 자신의 레벨에 맞는 것을.

옛날에 했던 스포츠도 몇 년 후면 근력이 떨어지게 마련. 무리는 금물.

마당 손질에 샌들은 엄금

샌들이나 발꿈치가 높은 '조리'는 무리한 자세로 장시간 쭈그리고 앉아 있어야 되기 때문에 허리에 가는 부담이 커집니다. 자기 집 마당에서도 운동화를 신으세요.

다 끝난 후 몸에 피로가 느껴지면 스트레칭이나 마사지를.

앞으로 내미는 다리를 몇 분 간격으로 바꿔준다.

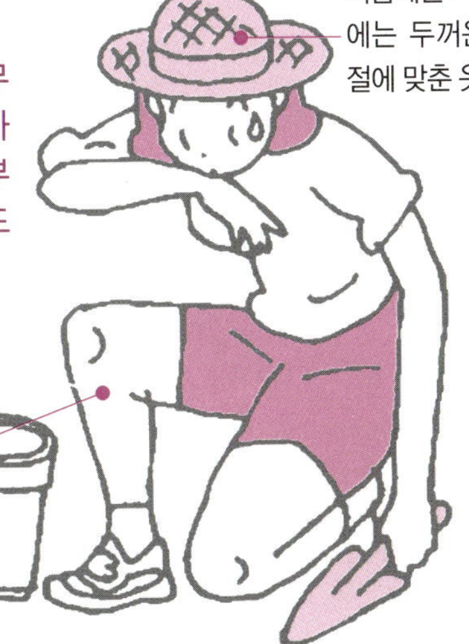

여름에는 모자, 겨울에는 두꺼운 옷, 계절에 맞춘 옷차림을.

이래서
허리가 아프다

통증이 없을 때의 자세는

복근과 배근에 배골의 곡선과 상반신의 무게를 받쳐줄 만한 힘이 있는 자세입니다. 복근 대 배근의 비율은 약 3대 7인데 이 균형이 무너지면 통증의 원인이 됩니다.

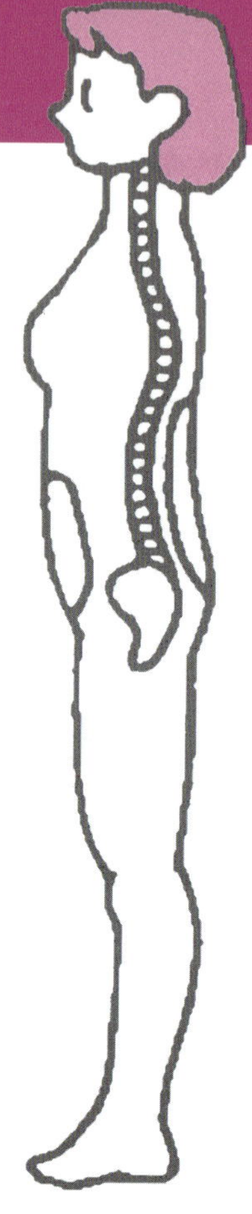

요통은 병원 검사로 원인을 알아낼 수 있는 것과 알아내기 힘든 것으로 나뉩니다. 원인을 알아낼 수 있는 요통에는 요추추간판 탈출증이나 골다공증, 내장 이상에서 오는 통증 등이 있습니다. 이 경우에는 병원 치료가 중심을 이룹니다.

알아내기 힘든 요통은 단순히 피로에서 기인하거나 몇 가지 요소가 얽혀 있는 경우입니다. 효과적인 치료법은 여러 가지 있지만 회복 전망에 대해서는 확실하지가 않습니다. 원인을 알아내기 힘든 요통은 또 다시 돌발성과 만성으로 나뉩니다.

돌발성은 근육이나 근육 주위에 있는 막의 단열이나 염증, 만성은 복근이나 배근의 약화나 유연성 저하, 습관적인 자세 등입니다. 일괄적으로 '이 치료법'이라고 단정 지을 수는 없지만 통증의 종류나 부위, 아프기 시작한

시기에 따라 어느 정도 축약할 수는 있습니다. 그것이 이 책의 메인 테마지만 여기서는 '이래서 통증이 생기는' 메커니즘에 대해 소개합니다.

유연성이 사라지고 아프다

본래 허리는 인대와 근육이 신축되며 원활하게 움직이고 있습니다. 유연성이 사라지면 신축될 수 있는 폭이 좁아지기 때문에 허리의 가동범위도 좁아지고 크게 움직이면 인대나 근육에 무리를 강요하게 됩니다. 그 결과 인대가 파열되거나 근막의 염증이 일어나는 것입니다.

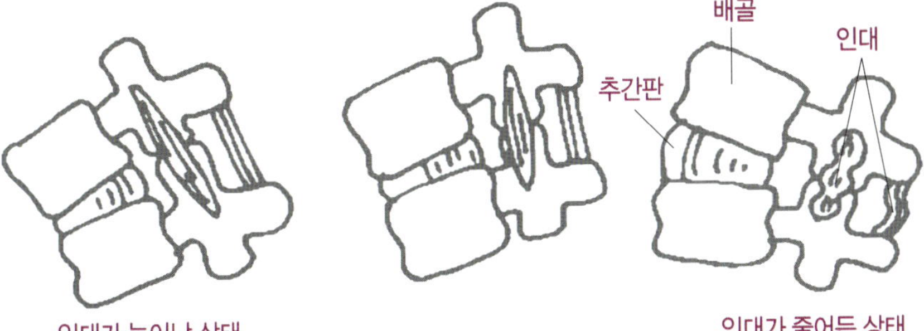

돌발적인 행동 때문에 아프다

갑자기 통증이 밀려왔을 때는 이런 부분을 다쳤을 가능성이 있습니다.

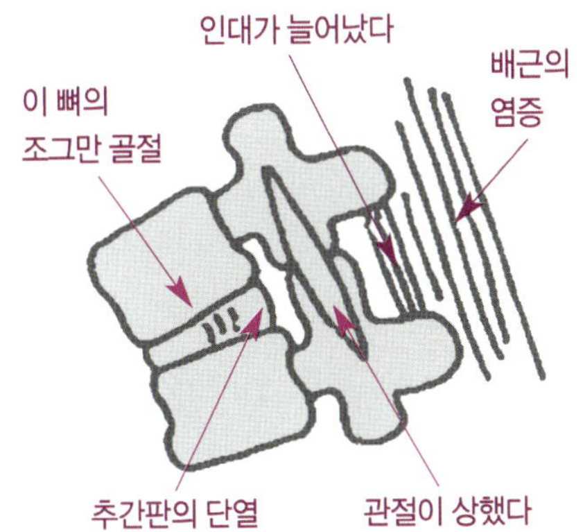

근력이 약화되어 아프다

복근이나 배근이 약해지면 배골이나 상반신의 무게를 지탱할 수 없게 됩니다. 이렇게 되면 다른 근육까지 사용해서 지지하게 되어 부자연스러운 자세가 나옵니다. 또한 몸이 틀어져버릴 수도 있습니다. 전부 무리한 자세이므로 오랫동안 계속하면 추간판을 다쳐 탈출증에 걸리거나 허리가 굽게 됩니다.

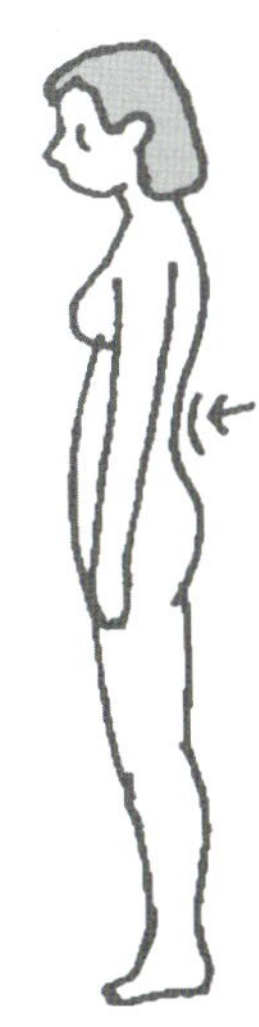

이래서 통증이 낫지 않는다

비트는 동작에 특히 주의할 것

허리를 너무 많이 비틀면 등의 뼈와 뼈 사이에 있는 추간판의 선유륜(線維輪)이 파열되거나 추간판이 튀어나옵니다. 통증이 있을 때는 이미 이 상태일 가능성도 있고 허리를 너무 많이 비틀면 이를 더 악화시킬 수도 있습니다.

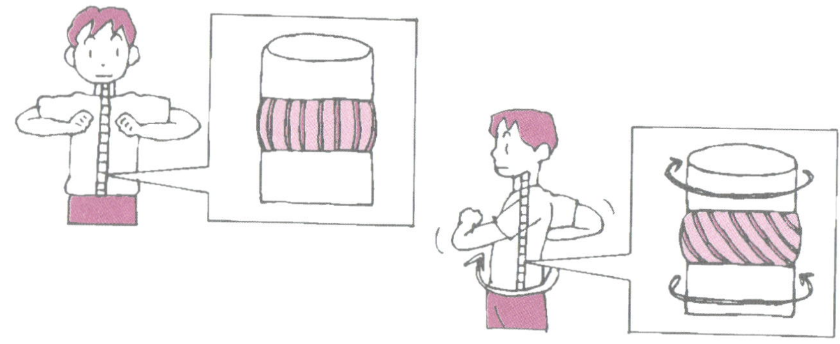

추간판은 비트는 동작에 약하다.

원인을 알아내기 힘든 통증이 잘 낫지 않는 것은 요통으로 연결되는 약점을 약점인 상태로 그냥 놔두고 있기 때문입니다. 그 약점이란 허리가 비뚤어지거나 복근이나 배근으로 배골이나 상반신을 완벽하게 지탱하지 못하거나 다른 부분의 근육을 무리해서 쓰고 있는 것 등을 말합니다. 그리고 바쁜 일상생활도 있습니다.

허리의 통증은 골절이나 타박과 달리 자각증상만 있을 뿐 겉으로 보기만 해선 알아보기 힘든 법입니다. 언제까지나 계속 쉴 수도 없고 직무상의 무리를 피할 수 없는 경우도 있습니다. 이런 것들이 켜켜이 쌓인 결과 허리의 상태가 하루하루 악화됩니다. 통증을 한참 동안 계속 참다보면 결국 '추간판 탈출증'이나 '요추분리증, 요추전위증', '요부척주관 협착증' 등 형성 요소의 근본을 다치거나 상처를 입게 됩니다.

몸을 뒤로 젖힌 자세는 신경을 압박한다

몸을 앞으로 구부리면 허리는 편해집니다. 하지만 상반신의 무게를 온전히 수용하는 구부린 자세는 오히려 허리를 괴롭힙니다. 그 때문인지 허리에 통증이 생기면 상반신을 뒤로 크게 젖히는 사람을 흔히 볼 수 있습니다. 몸을 뒤로 젖힌 자세를 취하면 추간판의 일부가 튀어나와 신경이 지나가는 구멍을 좁혀버립니다. 그 결과 허리나 다리가 아프거나 저려옵니다. 이렇게 추간판이 튀어나온 상태가 '추간판 탈출증'입니다.

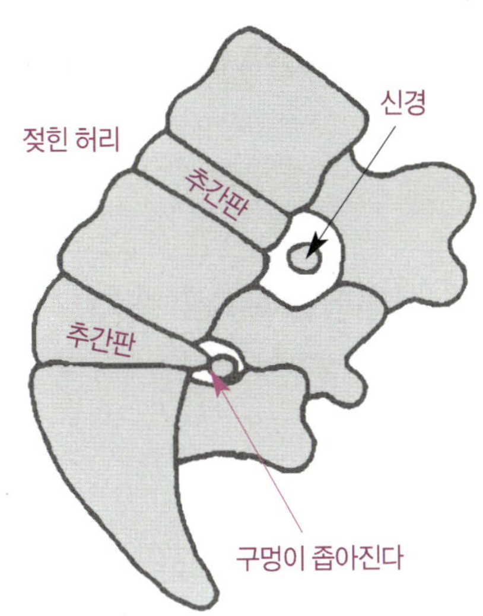

요추분리증, 요추전위증이란

허리 부분에 있는 배골을 요추라고 합니다. 이 요추 뒤쪽에 금이 가고 요추의 일부가 앞으로 밀려 나옵니다. 이 결과 요추 안을 지나가는 신경이 압박당해 통증이 생겨나거나 다리가 저리게 됩니다. 격한 운동을 한 사람들 사이에서 흔히 볼 수 있습니다.

요부척주관 협착증이란

요추 안에는 혈관이나 신경이 지나가는 틈새인 척주관이 있습니다. 그 척주관 자체가 좁아져서 혈관이나 신경을 압박하는 상태가 바로 이 증상입니다. 통증이나 저림과 더불어 '몇 분만 걸으면 아프다', '몸을 뒤로 젖히면 통증이 심해진다'라는 것도 특징입니다. 그 대다수는 원래부터 척주관이 좁은 사람이나 노화에서 기인한 척주관의 변화 때문에 일어납니다.

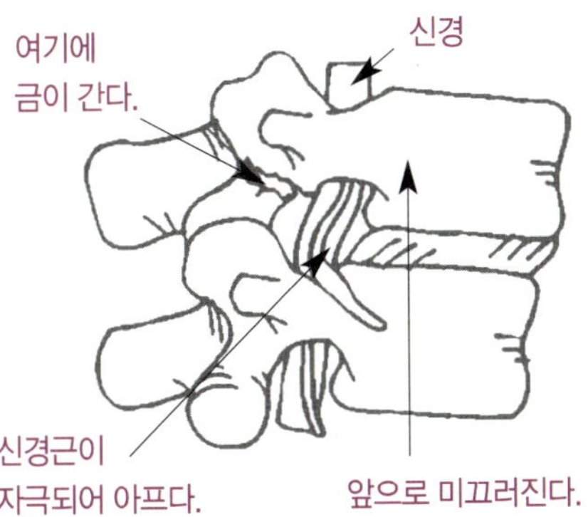

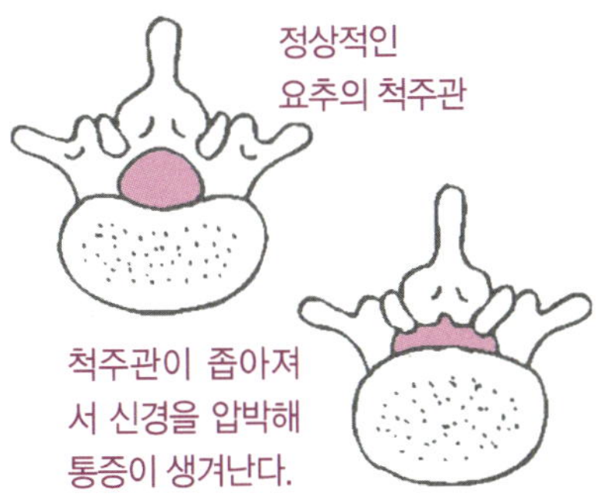

이렇게 하면 요통이 낫는다

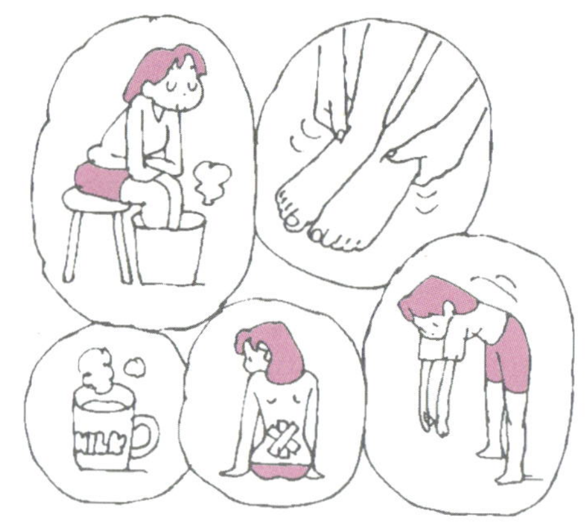

상쾌함을 제대로 안다

통증의 원인에 따라 각 치료법의 시원함도 달라집니다. 실제로 여러 가지 치료법을 시험해 보고 그 중에서 기분이 좋았던 치료법을 중심으로 실시하세요.

통증을 치료하려면 어떤 것을 해야 기분이 좋은지 알아내야 됩니다. 우선은 많은 치료법을 시도해 보세요. '느긋하고 기분이 좋다', '편안하고 마음이 놓인다'와 같이 자신의 감각은 정직하기 때문에 웬만큼 크게 틀리지 않는 한은 요통을 고치는 치료법이 됩니다.

'그 병원 선생님이 이렇게 하라고 했다', '그 사람은 이렇게 해서 치료했다더라'. 물론 남의 의견을 듣는 것은 중요하지만 실제로 해봤는데 기분이 별로 좋지 않다면 무언가 잘못된 것입니다. 의사에게 자신의 방식을 알리고 어드바이스를 받거나 자신이 시원함을 느끼는 치료법으로 바꿔보는 등 상쾌함을 중시하세요.

또 한 가지, 순서도 중요합니다. 하나하나의 치료법은 기분이 좋더라도 '따뜻하게 해주는 치료법' 다음에 '차갑게 해주는 치료법'을 쓰면 역효과가 일어나는 경우도 있습니다. 피로를 풀어주고 몸을 휴식 모드로 만든 후에 격한 복근운동을 하는 것도 마찬가지입니다. 치료법의 순서에 모순은 없는지 잘 생각해 보세요. 그리고 오랜 기간 계속해 보십시오. 서서히 가벼워지고 편해지는 허리를 실감하실 수 있을 것입니다.

순서를 생각한다

기분 좋은 치료법을 골라 순서를 정해 실시합니다. 숫자가 많으면 여러 종류의 패턴을 만들어도 좋습니다. 요일 별로 패턴을 바꾸거나 치료법에 투자하는 시간에 따라 패턴을 정하는 등 자기 스타일로 조정해 보세요.

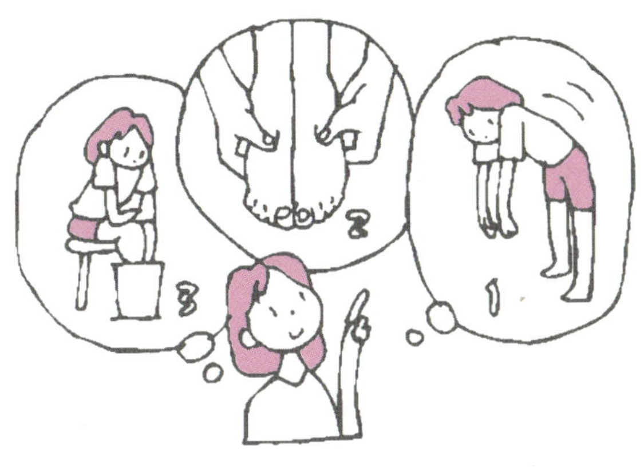

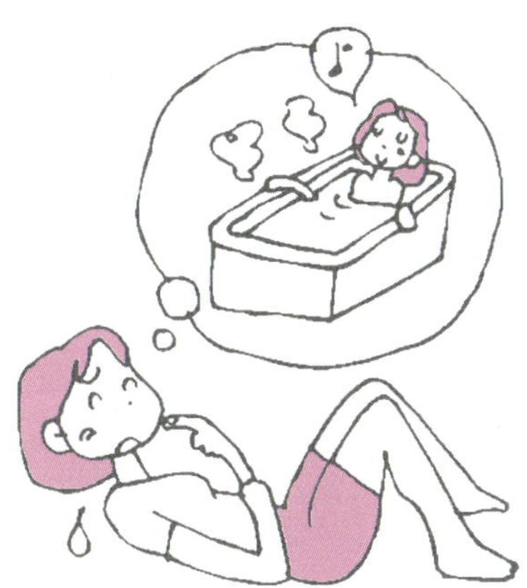

단련할 것인가, 쉬어줄 것인가

'피곤하니까 오늘은 쉬어줄까? 어제까지 계속했으니 그냥 무리해서라도 해볼까?' 이런 생각이 드는 날에는 휴식을 취하세요. 인간의 게으름 탓인 경우도 있지만 우선은 기분이 중요. 기분 좋은 치료법을 선택한 것과 같이 '피곤하다' 라고 말하는 몸의 호소도 귀담아 들으세요.

따뜻하게 해줘야 되나, 차갑게 해줘야 되나

처음에는 자신의 기분에 따라 골랐는데 '내가 정한 일이니까' 라면서 무조건 끝까지 밀어붙이는 사람도 있습니다. 하지만 위화감이나 고통은 몸에 무리가 있기 때문에 느끼는 것입니다. '너무 따뜻하게 해줘서 저온 화상' 이, '복근운동을 너무 많이 해서 다음 날 근육통' 이 생길 수도 있습니다. 그 날의 몸 상태와 잘 상의해서 치료법을 바꾸는 임기응변도 발휘해 보세요.

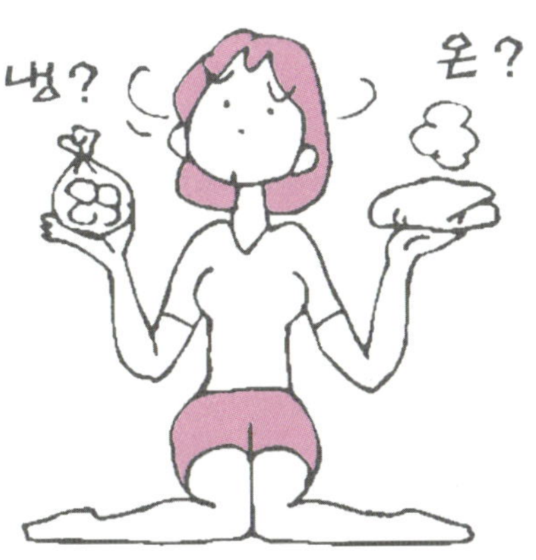

허리의 통증이 낫는다! **만성통증이 풀린다!**

굿바이 요통

초판 1쇄 2011년 7월 15일

감　수 후쿠다 치아키
옮긴이 오경화

발행인 강우식
에디터 김종훈
마케팅 박창석 · 박관호
경영지원 이창대
디자인 김숙연 · 프린웍스
표지 일러스트 진아라
인쇄 대일문화사

펴낸곳 ㈜코리아하우스콘텐츠
주소 경기도 파주시 교하읍 문발리 535-7 세종출판벤처타운 B05호
구입문의 031-955-1057~8
내용문의 031-955-1057~8
FAX 031-955-1059
홈페이지 http://cafe.naver.com/koreahousecafe
등록 제406-2010-000058호

ISBN 978-89-93769-56-2　13510

값 10,000원